高等院校医学实验系列教材

医学微生物学实验教程

主　编　宋　鸿　周艳萌

副主编　王　玉　敖弟书　王　欢

编　委　（以姓氏汉语拼音为序）

敖弟书　宋　鸿　王　欢

王　玉　周艳萌

秘　书　秦　欢

U0252439

科学出版社

北　京

内 容 简 介

本书分基础实验和综合实验两部分，内容主要包括微生物形态学检查及染色方法、微生物培养及生化鉴定技术、环境因素对细菌的影响、微生物血清学诊断、常见的病原性球菌的分离与鉴定、肠道感染常见致病菌的检测、流感病毒的检测。

本书可供医药院校学生使用。另外，本书的技术和方法也可作为临床微生物检验的操作指南，也是广大微生物学工作者的参考用书。

图书在版编目（CIP）数据

医学微生物学实验教程 / 宋鸿，周艳萌主编. — 北京：科学出版社，2021.8

高等院校医学实验系列教材

ISBN 978-7-03-067943-7

Ⅰ. ①医… Ⅱ. ①宋… ②周… Ⅲ. ①医学微生物学—实验—医学院校—教材 Ⅳ. ①R37-33

中国版本图书馆 CIP 数据核字(2021)第 007263 号

责任编辑：李 植 / 责任校对：贾娜娜
责任印制：霍 兵 / 封面设计：陈 敬

科 学 出 版 社 出版
北京东黄城根北街 16 号
邮政编码：100717
http://www.sciencep.com
石家庄继文印刷有限公司印刷
科学出版社发行 各地新华书店经销
*
2021 年 8 月第 一 版 开本：787×1092 1/16
2025 年 1 月第六次印刷 印张：5
字数：109 000
定价：**29.80 元**
（如有印装质量问题，我社负责调换）

前　言

　　医学微生物学是基础医学的主干课程之一，而医学微生物学实验课程是其教学的重要环节，通过实验教学能够帮助学生更好地理解和掌握理论知识，它与理论教学相辅相成。此外，通过实验教学可以训练学生基本技能，培养学生实事求是、缜密观察的科学态度及对现象进行归纳分析的科学思维方法，从而锻炼学生独立思考的工作能力。

　　为了配合遵义医科大学不同专业的医学微生物学实验教学，本教材结合遵义医科大学微生物学实验室多年来实验课教学改革经验，并从实验室的现有仪器设备出发，在以往遵义医科大学自编讲义《医学微生物学实验指导》的基础上，参考一些兄弟院校的实验教材，重新编写了这本《医学微生物学实验教程》。本教材分两个部分，分别是基础实验和综合实验，包含 8 章，每章又含若干内容，在教学实践中，可根据专业的不同和具体情况，酌情选择。

　　本教材是遵义医科大学医学微生物学实验室许多同志劳动成果的结晶。在编写时，编者力求方法新颖，内容切合实际，能满足不同层次的教学需求，但由于涉及的问题较多，学科发展一日千里，加上编者水平有限，在取材和编排等方面的不足之处在所难免，欢迎老师和同学们随时批评指正，我们会不断更新教学的实验方法和仪器设备，以期不断夯实和完善实验内容和方法。

宋　鸿　周艳萌

2020 年 3 月

目　　录

医学微生物学实验室规则

医学微生物学的研究对象主要是病原微生物，其具有传染的危险性，因此在进行实验时必须遵守实验室规则：

、穿白大衣、戴无菌帽进入实验室，无菌操作时戴口罩。

二、书包、衣物等挂于室外，必须带入的书籍、文具等应放在抽屉中，以免操作时污染。

三、实验室内禁止饮食、吸烟或用唾液湿润铅笔及标签等。

四、凡接触过菌液或其他传染性标本的物品，必须按指导教师的要求放入相应的容器中，不得随意放于桌上或水槽中。

五、实验过程中，全部操作应严格按操作规程和教师要求进行，如实验中有菌液流洒至桌面或手上沾有活菌等情况发生，应立即报告教师，及时处理，切勿隐瞒。

六、使用显微镜等仪器时，要细心操作，不慎损坏时要报告老师。仪器使用结束需在相应登记本上进行登记并放回原处。

七、每次实验完毕，将培养的物品标明班、室、号及日期，放孵箱培养。

八、实验结果要以实事求是的科学态度记录并书写实验报告。

九、实验课结束后，按要求摆放好实验桌上的物品，用消毒液及自来水洗手后离开。

十、由班长指定值日生清扫实验室，检查水、电、门、窗等的安全后离开实验室。

周艳萌

第一篇　基础实验

第一章 微生物形态学检查及染色方法

第一节 细菌的形态学检查及染色方法

一、油镜的使用与维护

【目的】

掌握油镜的使用和维护方法。

【材料】

（1）普通光学显微镜、香柏油、镜头清洁剂和拭镜纸。

（2）细菌基本结构和特殊结构示教片。

【原理】

当光线从标本涂片经过空气进入到镜头时，由于介质密度的不同会发生光线的折射，导致光线不能全部进入物镜，造成油镜下标本比较昏暗、物像不清晰。为减少光线的折射，在标本与油镜头之间添加折射率与载玻片（$n=1.52$）相近的香柏油（$n=1.515$），能够提高视野的亮度，增加显微镜的分辨率，从而获得清晰的物像（图 1-1）。

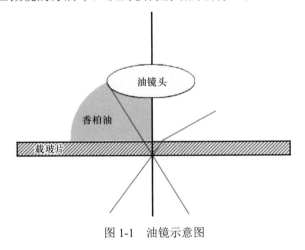

图 1-1 油镜示意图

【方法】

（1）将显微镜平稳地放置在实验桌上，距离实验桌沿约 10cm。

（2）使用电光源显微镜时，先将光源调节旋钮调至最小，打开电源，调节光源调节旋钮直至整个视野均匀明亮。

（3）使用玻片夹将标本固定在载物台上，先用低倍镜找到标本所在位置，再换用油镜。

（4）在载玻片上滴加香柏油 1 滴，然后将其放置在载物台上。从侧方看着物镜，缓慢转动粗调节器，使得载物台上移，直至物镜头浸于香柏油中，并几乎与载玻片接触。然后通过目镜观察玻片，小心转动粗调节器，使得载物台小幅度下移，待观察到模糊物像时，再调动细调节器，使物像清晰。如未能观察到物像，可重复进行上述操作。

（5）待显微镜使用完毕后，取下载玻片，立即用沾有镜头清洁剂的拭镜纸擦拭油镜头，再用干拭镜纸擦去镜头清洁剂。然后将显微镜收好放回实验柜中，并填写显微镜使用登记本。

（6）显微镜使用时的注意事项

1）显微镜是贵重精密仪器，使用时要精心爱护，不得随意拆散和碰撞。

2）取放显微镜时，应右手持镜臂，左手托镜座，平端于胸前。

3）使用时应避免与酸、碱、酒精等物品接触。

4）擦拭镜头时，不要转圈擦，应顺其直径方向擦拭。

5）使用完毕后，物镜调回低倍，载物台下移，聚光器下降。

【结果观察】

观察标本中细菌的形态、特殊结构、大小、数量、排列和染色性。

【思考题】

（1）光学显微镜在微生物检测中有哪些应用？

（2）使用油镜的注意事项有哪些？

二、细菌染色检查法

染色检查法是细菌形态学检查法的一项基本技术。由于细菌微小而半透明，在普通光学显微镜下不易识别，故必须对它们进行染色，以便观察细菌的特点。下面介绍常见的几种染色方法。

（一）革兰氏染色法

【目的】

掌握革兰氏染色法及其意义；熟悉细菌标本的制备方法。

【材料】

（1）葡萄球菌、大肠埃希菌混合菌液。

（2）革兰氏染液、接种环、载玻片和酒精灯等。

【原理】

革兰氏染色法是由丹麦细菌学家 Christian Gram 于 1884 年发明，是最常用的细菌鉴别染色法。细菌经过革兰氏染色后可分为两大类，即革兰氏阳性菌和革兰氏阴性菌，这样有助于了解细菌的生物学特性，同时为了解细菌的致病性和抗菌药物的选择提供依据。

革兰氏染色的原理尚未完全阐明，主要与细菌细胞壁结构相关。革兰氏阳性菌细胞壁较厚，含有大量肽聚糖且交联度大，类脂质较少，能够与初染剂结晶紫和媒染剂碘液形成的复合物牢固结合，且能够抵抗脱色剂酒精的脱色作用，故被染成紫色；而革兰氏阴性菌细胞壁较薄，肽聚糖较少，外膜含有大量类脂。当使用酒精脱色时，外膜类脂质被溶解，细胞壁通透性增加，使得结晶紫和碘的复合物易于渗出，细胞脱色，故呈现复染剂稀释苯酚品红的颜色，呈红色，称为革兰氏阴性菌。

【方法】

（1）细菌涂片制备：细菌涂片按照涂片、干燥、固定的顺序来制备。

1）涂片：取洁净载玻片 1 张，放于酒精灯前方。将菌液摇匀，待接种环烧灼灭菌冷却后，取 1 环菌液置于载玻片中央，并涂成面积约 1cm² 的涂抹面。如取细菌固体培养物上菌苔时，必须先加 1 坏生埋盐水于载玻片上。

2）干燥：将细菌涂片在空气中自然干燥，或将涂面向上，放在酒精灯火焰上方 15～20cm 处烘干，注意避免烤焦。

3）固定：手持载玻片一端，将涂片置于酒精灯外焰中来回通过 3 次以固定（4～5 秒）。固定能够杀死细菌，并使细菌黏附于玻片上，故大多数细菌染色前必须进行涂片固定。

（2）革兰氏染色法

1）初染：滴加结晶紫染液 1～2 滴，染色 1min，水洗。

2）媒染：滴加卢戈碘液 1～2 滴，染色 1min，水洗。

3）脱色：滴加 95%乙醇溶液 3～5 滴，摇动玻片数秒，斜持玻片使染液随乙醇溶液留下，再滴加乙醇溶液脱色，直至流下乙醇溶液呈无色或略有淡紫色，水洗。

4）复染：滴加稀释苯酚品红染液 1～2 滴，染色 30s，水洗、印干，油镜下进行观察。

【结果观察】

经革兰氏染色后，革兰氏阳性菌呈紫色，革兰氏阴性菌呈红色。

【思考题】

（1）革兰氏染色法有何实际意义？

（2）革兰氏染色法的步骤和结果分别是什么？

（二）抗酸染色法

【目的】

掌握抗酸染色法的原理、方法、结果及意义。

【材料】

（1）结核患者痰标本。

（2）抗酸染液、接种环、载玻片、酒精灯和 75%乙醇溶液等。

【原理】

结核分枝杆菌是结核病的病原体。该菌菌体细长、略弯曲、两端钝圆，有分枝生长的趋势。分枝杆菌的细胞壁含有大量脂质，故一般不易着色，经加温或延长染色时间方能着色，且着色后能够抵抗盐酸酒精的脱色，故称为抗酸杆菌。

【方法】

（1）细菌涂片制备：步骤同革兰氏染色法。

1）涂片：取洁净载玻片 1 张，放于酒精灯前方。将痰标本摇匀，待接种环烧灼灭菌冷却后，取 2～3 环标本置于载玻片中央，并涂成面积约 1.5cm^2 的涂抹面。涂片完成后将接种环置于 75%乙醇溶液中消毒 5min，再进行烧灼灭菌。

2）干燥：将细菌涂片在空气中自然干燥，或将涂面向上，放在酒精灯火焰上方 15～20cm 处烘干，注意避免烤焦。

3）固定：手持载玻片一端，将涂片置于酒精灯外焰中来回通过 3 次以固定（4～5 秒）。

（2）抗酸染色法（冷染法）

1）初染：滴加苯酚品红染液 2～3 滴，染色 15min，水洗。

2）脱色：滴加 3%盐酸乙醇 3～5 滴进行脱色，直至流下液体呈无色或淡红色，水洗。

3）复染：滴加碱性亚甲蓝染液 1～2 滴，染色 1min，水洗，置于酒精灯上方 15cm 处烘干，油镜下进行观察。

【结果观察】

抗酸杆菌呈红色；非抗酸杆菌呈蓝色。

【思考题】

（1）除了结核分枝杆菌，还有哪些细菌抗酸染色呈红色？

（2）为什么涂片的接种环必须先用 75%乙醇溶液进行消毒处理，而不能直接烧灼灭菌？

（三）荚膜染色法

【目的】

掌握荚膜的定义；了解荚膜染色法。

【材料】

（1）经小鼠传代培养的肺炎链球菌标本。

（2）Hiss 染液：结晶紫酒精饱和液 5ml 加蒸馏水 95ml，混匀。

（3）20%硫酸铜水溶液。

（4）接种环、载玻片和酒精灯等。

【原理】

某些细菌细胞壁外包绕一层黏液性物质，称为荚膜。荚膜是细菌致病重要毒力因子，也可用于鉴别细菌。荚膜对于染液的亲和力弱，不易着色。由于荚膜含水量在 95%以上，染色时一般不用热固定，以免荚膜皱缩变形。本试验采用 Hiss 染色法。

【方法】

（1）按常规方法涂片，在空气中自然干燥。

（2）滴加 Hiss 染液，火焰上略加热，使染液有蒸汽为止。

（3）用 20%硫酸铜水溶液冲洗，自然干燥或吸水纸吸干，油镜下观察。

【结果观察】

肺炎链球菌呈紫色；荚膜呈无色或淡紫色。

【思考题】

荚膜染色为何要用感染的动物腹腔液或脏器来制备肺炎链球菌标本？

（四）鞭毛染色法

【目的】

掌握鞭毛的定义；了解鞭毛染色法。

【材料】

（1）变形杆菌 6～12h 血琼脂平板培养物。

（2）染液：①A 液：20%钾明矾液（加温溶解）20ml、5%苯酚液 50ml、20%鞣酸液（加温溶解）20ml。②B 液：品红酒精饱和液。③取 9 份 A 液和 1 份 B 液混合后立即过滤。滤液放置 6h 后使用。

（3）20%硫酸铜水溶液。

（4）接种环、载玻片和酒精灯等。

【原理】

许多细菌如弧菌和螺菌，菌体上附有细长并呈波状弯曲的丝状物，长 5～20μm，直径为 12～30nm，需用电子显微镜才能观察到。如采用特殊染色法，则采用普通光学显微镜也能观察到。鞭毛染色法的原理是先经媒染剂处理，使染料沉积在鞭毛上，鞭毛增粗后再进行染色，便于观察。本试验采用魏曦-张颖悟改良法进行染色。

【方法】

（1）取变形杆菌培养物于蒸馏水管中，制成细菌悬液，再置于 37℃ 25～30min。

（2）取上述菌液 1 环，轻轻放于载玻片上，略晃动玻片使菌液散成薄膜，自然干燥。

（3）滴加染液 1～2 滴，染色 1～2min，水洗，印干，油镜观察。

【结果观察】

变形杆菌菌体呈红色；鞭毛呈淡红色。

【思考题】

除了鞭毛染色法外，还有哪些方法可用于检查细菌是否具有鞭毛？

（五）芽孢染色法

【目的】

掌握芽孢的定义、功能；了解芽孢染色法。

【材料】

（1）破伤风梭菌培养物。

（2）苯酚品红染液、碱性亚甲蓝染液、95%乙醇溶液。

（3）接种环、载玻片和酒精灯等。

【原理】

某些细菌在一定的环境条件下，胞质脱水浓缩，在菌体内形成一个圆形或卵圆形小体，是细菌的休眠形式，称为芽孢。芽孢具有厚而致密的壁，通透性低，不易着色。芽孢染色法常采用着色力强的染料，并辅以加热的方式使芽孢着色，然后进行脱色处理，而芽孢上的染料仍被保留，复染后菌体和芽孢则呈现不同的颜色。

【方法】

（1）按常规方法进行涂片、干燥和固定。

（2）滴加苯酚品红染液，火焰上略加热，使染液有蒸汽冒出，计时 5min，加热过程中切勿使标本干涸，待玻片冷却后水洗。

（3）用 95%乙醇溶液脱色 2min，水洗。

（4）滴加碱性亚甲蓝染液复染 30s，水洗，印干，油镜观察。

【结果观察】

破伤风梭菌菌体呈蓝色；芽孢呈红色。

【思考题】

检查细菌芽孢有何意义？

三、细菌动力检查法

【目的】

熟悉细菌动力检查的方法和结果。

【材料】

（1）葡萄球菌 12h 肉汤培养物；气单胞菌 12h 肉汤培养物。

（2）接种环、载玻片、盖玻片和酒精灯等。

【原理】

许多杆菌和弧菌具有鞭毛，球菌一般无鞭毛。有鞭毛的细菌具有动力，可做明显定向运动。而没有鞭毛的细菌，由于个体微小，受到液体环境中液体分子的冲击而做布朗运动。直接观察细菌动力是鉴别细菌的方法之一，常采用不染色标本的压滴法和悬滴法。

【方法】

（1）压滴法：取载玻片 2 张，用接种环分别取葡萄球菌或气单胞菌菌液 2～3 环置于载玻片中央。将盖玻片一边接触菌液，缓缓放下盖玻片，使其覆盖菌液（图 1-2）。注意不要产生气泡。置于高倍镜下观察。

（2）悬滴法：取凹玻片 2 张，用接种环取少许蒸馏水于凹窝四周。取盖玻片 2 张，分别用已灭菌冷却的接种环取葡萄球菌或气单胞菌菌液 2～3 环置于盖玻片中央。将凹玻片的凹窝对准盖玻片菌液处，反扣覆于盖玻片上，二者贴紧后迅速反转，使菌液悬滴于盖玻片下，置于高倍镜下观察。

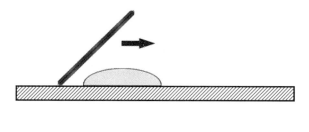

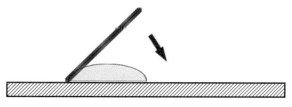

图 1-2　压滴法标本制备

【结果观察】

葡萄球菌做布朗运动；气单胞菌做定向运动。

【思考题】

除压滴法和悬滴法外，还有哪些方法可用于检测细菌的动力？

第二节　真菌的形态学检查及染色方法

一、真菌的形态

【目的】

熟悉真菌的形态结构。

【材料】

（1）标本：白念珠菌沙氏葡萄糖琼脂培养物，新生隐球菌培养物。

（2）革兰氏染液，墨汁等。

【原理】

　　真菌的形态有单细胞和多细胞两大类。单细胞真菌呈圆形或卵圆形，常见于酵母菌和类酵母菌。多细胞真菌大多长出菌丝和孢子，且不同多细胞真菌其菌丝和孢子形态不同，是鉴别真菌的重要标志之一。对于单细胞真菌，可经染色后根据孢子、芽生孢子或假菌丝等形态特点进行鉴定。

【方法】

　　（1）革兰氏染色法：取 1 环生理盐水于载玻片上，蘸取白念珠菌沙氏葡萄糖琼脂培养物，与生理盐水混合后进行涂片、干燥和固定；经革兰氏染色后用高倍镜进行镜检。

　　（2）墨汁染色法：蘸取少许新生隐球菌培养物于载玻片上，滴加 1 小滴墨汁，充分混匀后盖上盖玻片，用高倍镜进行镜检。

【结果观察】

（1）白念珠菌标本可见革兰氏阳性、较大圆形菌体及芽生孢子、假菌丝。

（2）新生隐球菌标本可见菌体呈深灰色球形，周围有未着色的肥厚荚膜。

【思考题】

（1）真菌的培养条件是什么？

（2）如何治疗真菌感染？

二、浅部真菌病的氢氧化钾透明检查法

【目的】

掌握皮肤癣菌检查法。

【材料】

（1）标本。根据病变部位，采集不同标本，如毛发、皮屑和甲屑。

（2）10%氢氧化钾溶液、载玻片、盖玻片、酒精灯等。

【原理】

浅部真菌病包括毛发、指（趾）甲和皮肤的癣病，是由寄生或腐生在角蛋白组织如表皮角质层等的真菌感染所致。临床上非常多见。一般采集病变部位的组织材料进行直接镜检。

【方法】

（1）标本采集：采集病变部位组织材料。头癣可用镊子拔取病损部位的断残头发或带灰白色菌鞘的毛发；皮肤癣可用小刀刮取皮肤损害部位边缘的皮屑；甲癣可用小刀刮取病损指（趾）甲深层碎屑。

（2）标本的制作：载玻片上滴加10%氢氧化钾溶液1滴，将标本材料置于10%氢氧化钾溶液中，加盖玻片。于酒精灯火焰上方约15cm处微微加热，以溶解角质使标本透明，轻轻按压使成薄片后，置于低倍镜下检查，然后用高倍镜证实。

【结果观察】

在镜下找到典型的菌丝或孢子即为阳性，常可用于皮肤癣病的诊断。

【思考题】

（1）常见的皮肤癣菌感染部位有哪些？为什么？

（2）真菌的基本结构是什么？

第三节　病毒的形态学检查

【目的】

熟悉病毒的结构；了解病毒形态的检查方法。

【材料】

（1）麻疹病毒、人胚肾细胞。

（2）H-E 染液、盖玻片、六孔板、细胞培养液、磷酸盐缓冲液（PBS）和 4%多聚甲醛溶液等。

【原理】

病毒属于非细胞型微生物，体积微小，无法用光学显微镜观察其形态，一般应用电子显微镜观察。虽然很多病毒颗粒不能在光学显微镜下观察到，但某些病毒感染易感细胞后，在细胞内形成的包涵体能够被检测到。由于一种病毒包涵体的形态、部位和染色性是一定的，故可用于辅助诊断病毒性疾病。

【方法】

（1）培养人胚肾细胞，待生长良好时制备爬片。

（2）次日，加入麻疹病毒后，继续培养 3 天。

（3）用 PBS 洗涤 3 次后，采用 4%多聚甲醛溶液固定细胞 30min。

（4）爬片进行 H-E 染色后，油镜检测。

【结果观察】

麻疹病毒包涵体为圆形或椭圆形，嗜酸性，存在于胞质内和核内。

【思考题】

（1）病毒的形态有哪些？

（2）除了检测病毒包涵体，还有哪些方法能够检测病毒感染？

（王　玉）

第二章　微生物培养及生化鉴定技术

第一节　细菌的培养及生化鉴定技术

一、细菌分布与培养

（一）物品、实验室环境和人体表面及飞沫中细菌的检查

【目的】

通过实验证明微生物分布广泛，比较来自不同场所与不同条件下细菌的数量和类型，进一步理解无菌操作的重要性。

【原理】

琼脂平板含有细菌生长所需的营养成分，在 37℃下培养 18～24 小时形成肉眼可见的细菌集团，即菌落。每一种细菌所形成的菌落都有各自的特点，如菌落大小、表面干燥或湿润、隆起或扁平、粗糙或光滑，边缘整齐与否，菌落的透明度、颜色及质地等。因此，可通过琼脂平板培养法初步检查环境中细菌的数量和类型。

1. 人体、物品中细菌检查

【材料】

普通琼脂平板。

【方法】

取琼脂平板 1 个，划分为 4 区，用手指轻涂抹 1 区数次，在 2 区放 3～5 根 1.0～1.5cm 长的头发；3 区用白大衣的衣角涂抹数次，4 区用纸巾或纸币轻涂数次（图 2-1），标记（班、室、号），置 37℃培养 18～24h，观察并记录结果（各区也可根据自己的设计选用相应的物品）。

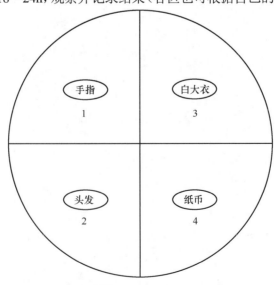

图 2-1　人体及物品中细菌检查

【结果观察】

观察各区是否有菌落生长及菌落的多少和种类，按要求记录。

2. 飞沫中细菌检查

【材料】

血琼脂平板。

【方法】

取血琼脂平板一个，打开盖，距口约 20cm 处，向琼脂表面咳嗽 5～6 次，盖上盖，标记后置 37℃培养 18～24h，观察并记录结果。

【结果观察】

观察血琼脂平板上是否有菌落生长及菌落的多少和种类，注意观察是否有溶血现象，并按要求记录。

3. 环境中的细菌检查

【材料】

血琼脂平板。

【方法】

血琼脂平板置于环境中（避免阳光直射），打开盖，在空气中暴露 30min，盖好盖，标记后置 37℃培养 18～24h 观察并记录结果。

【结果观察】

观察血琼脂平板上是否有菌落生长及菌落的多少和种类，注意观察是否有溶血现象，并按要求记录。

【思考题】

比较来源不同的标本，哪一种菌落数和菌落类型最多？为什么？

（二）细菌接种法

【目的】

熟悉细菌体外培养技术，掌握无菌操作技术和细菌的分离培养方法，并学会观察和记录细菌在不同培养基中的生长情况。

1. 斜面培养基接种法

【材料】

（1）菌种：大肠埃希菌或葡萄球菌斜面培养物。

（2）培养基：斜面培养基。

（3）其他：接种环、试管架、打火机、记号笔等。

【方法】

（1）在接种管管壁上写明将接种的菌名、日期和接种者。

（2）点燃酒精灯。

（3）将菌种管和接种管放在左手示指、中指、无名指中，拇指压住试管身，使斜面向上，菌种管在外，接种管在内（图 2-2）。灭菌接种环。在火焰附近用右手手掌、小指、无名指的力量拔出试管塞（先拔菌种管，再拔接种管），并迅速烧灼试管口。

（4）将灭菌的接种环伸入菌种管内，先将接种环接触试管内壁或未长菌的培养基，达到冷却的目的，然后再蘸取少许菌苔。将接种环退出菌种管，迅速伸入接种管，在斜面上自试管底部向上端划一条直线，然后再从底端连续轻轻划"Z"形线（图 2-3），勿将培养基划破，也不要使接种环接触管壁或管口。

（5）接种环退出接种管，火焰灭菌管口，塞上试管塞。灭菌接种环。如果接种环上沾的菌体较多，应先将接种环在火焰内焰烤干，然后烧灼，以免未杀死的菌种飞溅出污染环境，接种病原菌时更要注意此点。接种管置 37℃培养 18～24h 后观察并记录结果。

【结果观察】

观察斜面上是否有菌苔生长及菌苔的颜色，表面湿润与干燥、粗糙与光滑。

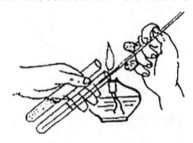

图 2-2　细菌接种法

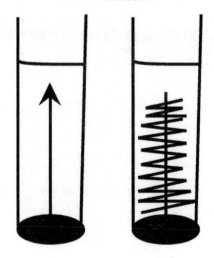

图 2-3　斜面培养基接种法

2. 液体培养基接种法

【材料】

（1）菌种：大肠埃希菌或葡萄球菌斜面培养物。

（2）培养基：液体培养基。

（3）其他：接种环、试管架、打火机、记号笔等。

【方法】

向液体培养基中接种菌体时，试管握持方法与斜面接种相同，不同之处是蘸取菌体的接种环放入液体培养基后，在液体表面处的管内壁上轻轻研磨（图2-4），使菌体从接种环上脱落混进液体培养基，塞紧管塞，轻摇液体，使菌体均匀分散到液体中。

【结果观察】

观察液体培养基中细菌的生长方式，如是否混浊、表面生长（菌膜）还是沉淀生长，并根据生长方式判断接种菌对氧气的需求情况。

3. 半固体培养基（穿刺）接种法

【材料】

（1）菌种：大肠埃希菌或葡萄球菌斜面培养物。

（2）培养基：半固体培养基。

（3）其他：接种针、试管架、打火机、记号笔等。

【方法】

试管握持方法与斜面接种相同，穿刺接种用接种针挑取菌种，自半固体培养基的中心垂直刺入培养基中，直至接近管底，但不要穿透（图2-5），然后沿原穿刺线将接种针拔出，塞上试管塞，灭菌接种针。

【结果观察】

观察各菌在半固体培养基中的生长情况，注意穿刺线和周围培养基的清亮程度，并据此判断接种菌是否有鞭毛。

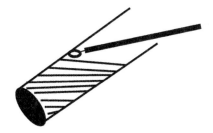

图2-4　液体培养基接种法

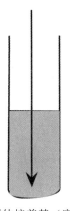

图2-5　半固体培养基（穿刺）接种法

（三）细菌的分离培养法

【目的】

掌握平板划线分离法纯化微生物的基本操作技术。

【原理】

在土壤、水、空气或人及动、植物体表或体内，不同种类的微生物绝大多数都是混杂生活在一起，当我们希望获得某一种微生物时，就必须从混杂的微生物类群中把它分离，以获得其纯培养物，这种获得纯培养的方法称为微生物的分离与纯化。

【材料】

（1）菌种：大肠埃希菌和葡萄球菌混合菌液。

（2）培养基：普通琼脂平板。

（3）其他：接种环、打火机、记号笔等。

【方法】

（1）灭菌接种环，无菌操作蘸取少量混合菌液。

（2）划原始部位和1区：将平板倒置于酒精灯旁，左手拿出皿底，有培养基一面朝向酒精灯，右手拿接种环先在原始部位涂抹均匀，然后直接拉出直线划1区，1区划 n 条连续的平行线（线条多少应依挑菌量的多少而定）。划完1区后应立即灭菌接种环，以免因菌过多而影响后面各区的分离效果。在灭菌接种环时，左手持皿底并将其置于皿盖下方（不要放入皿盖内），以防止混杂菌的污染。

（3）划其他区：将灭菌后的接种环在平板培养基边缘冷却一下，接种环通过1区将菌带到2区，随即划数条致密的平行线，再从2区作3区的划线，最后经3区作4区的划线（图2-6，但划各区域时切勿重新接触上一区域，以免将该区高浓度的菌液带到下一区域，影响单个菌落的形成）。皿底放入皿盖中，灭菌接种环。

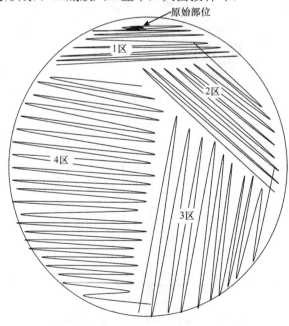

图 2-6　细菌的分离培养法

（4）将划线平板倒置，标记后置 37℃培养 18～24h，观察并记录结果。

【结果观察】

观察标本中细菌是否分离成功，根据菌落特点初步判断标本内细菌种类数。

【思考题】

（1）为什么接种完毕后，接种环还必须灼烧后再放回原处？

（2）所有微生物接种在普通琼脂平板上，37℃培养都能生长吗？为什么？

（3）琼脂平板上出现菌落，如何鉴别是接种菌还是污染菌？

二、细菌代谢产物观察

根据细菌具有不完全相同的酶，能分解不同营养物质的特点，用生化方法来鉴定细菌，称细菌的生化反应。

（一）糖发酵试验

【目的】

掌握通过糖发酵鉴别不同微生物的方法，了解糖发酵的原理和在肠道细菌鉴定中的重要作用。

【原理】

糖发酵试验是常用的鉴别微生物的生化反应，在肠道细菌的鉴定上尤为重要。绝大多数细菌都能利用糖类作为碳源和能源，但是它们在分解糖类物质的能力上有很大的差异。有些细菌能分解某种糖产生有机酸（如乳酸、乙酸、丙酸等）和气体（如氢气、甲烷、二氧化碳等）；有些细菌只产酸不产气。

【材料】

（1）菌种：大肠埃希菌和普通变形杆菌斜面各一支。

（2）培养基：葡萄糖发酵培养基和乳糖发酵培养基各 3 支（内装有倒置的德汉氏小试管）。

（3）其他：试管架、接种环等。

【方法】

（1）用记号笔在各试管外壁上分别标明发酵培养基名称和所接种的细菌。

（2）取葡萄糖发酵培养基 3 支，分别接种大肠埃希菌和普通变形杆菌各 1 支，第 3 支作为对照管不接种。另取乳糖发酵培养基 3 支，分别接种大肠埃希菌和普通变形杆菌各 1 支，第 3 支作为对照管不接种。

（3）将 6 支试管置 37℃培养 24～48h。

【结果观察】

观察各试管颜色变化及试管中有无气泡。

（二）IMViC 与硫化氢试验

【目的】

了解 IMViC 与硫化氢反应的原理及其在肠道菌鉴定中的意义和方法。

【原理】

IMViC 是吲哚试验（indole test）、甲基红试验（methyl red test）、V-P 试验（Voges-Prokauer test）和枸橼酸盐试验（citrate test）四个试验的缩写，i 是在英文中为了发音方便而加上的。这四个试验主要用于快速鉴别大肠埃希菌和产气杆菌，多用于水的细菌学检查。大肠埃希菌虽非致病菌，但在饮用水中若超过一定数量，则表示受粪便污染。产气杆菌也广泛存在于自然界中，因此检查水时要将两者分开。硫化氢试验也是检查肠道杆菌的生化试验。

（1）IMViC

1）I——吲哚试验：是用来检测吲哚的产生。有些细菌能产生色氨酸酶，分解蛋白胨中的色氨酸产生吲哚和丙酮酸。吲哚与对二甲基氨基苯甲醛结合，形成红色的玫瑰吲哚。但并非所有微生物都具有分解色氨酸产生吲哚的能力，因此吲哚试验可以作为一个生物化学检测的指标。大肠埃希菌吲哚反应呈阳性，产气杆菌为阴性。

2）M——甲基红试验：是用来检测由葡萄糖产生的有机酸，如甲酸、乙酸、乳酸等。当细菌代谢糖类产生酸时，培养基就会呈酸性，使加入培养基的甲基红指示剂由橘黄色（pH6.3）变为红色（pH4.2），即甲基红反应阳性。尽管所有的肠道微生物都能发酵葡萄糖产生有机酸，但这个试验在区分大肠埃希菌和产气杆菌上仍然是有价值的。这两个细菌在培养的早期均产生有机酸，但大肠埃希菌在培养后期仍能维持酸性（pH4.0），而产气杆菌则转化有机酸为非酸性末端产物，如乙醇、丙酮酸等，使 pH 升至大约 6.0。因此大肠埃希菌为阳性反应，产气杆菌为阴性反应。

3）V——V-P 试验：是用来测定某些细菌利用葡萄糖产生非酸性或中性末端产物的能力，如丙酮酸。丙酮酸进行缩合、脱羧生成乙酰甲基甲醇，此化合物在碱性条件下能被空气中的氧气氧化成二乙酰。二乙酰与蛋白胨中精氨酸的胍基作用，生成红色化合物，即 V-P 试验阳性；不产生红色化合物者为试验阴性。有时为了使反应更为明显，可加入少量含胍基的化合物，如肌酸等。

4）C——枸橼酸盐试验：是用来检测枸橼酸盐是否被利用。有些细菌能够利用枸橼酸盐钠作为碳源，如产气杆菌；而另一些细菌则不能利用枸橼酸盐，如大肠埃希菌。细菌在分解枸橼酸盐及培养基中的磷酸铵后，产生碱性化合物，使培养基的 pH 升高，当加入 1% 溴麝香草酚蓝指示剂时，培养基就会由绿色变为深蓝色。溴麝香草酚蓝的指示范围为：pH 小于 6.0 时呈黄色，pH 在 6.0～7.0 时为绿色，pH 大于 7.6 时呈蓝色。

（2）硫化氢试验：是检测硫化氢的产生，也是用于肠道细菌检查的常用生化试验。有些细菌能分解含硫的有机物，如胱氨酸、半胱氨酸、甲硫氨酸等产生硫化氢，硫化氢遇见培养基中的铅盐或铁盐等，就形成黑色的硫化铅或硫化铁沉淀物。大肠埃希菌该试验为阴性，产气杆菌该试验为阳性。

【材料】

（1）菌种：大肠埃希菌，产气杆菌。

（2）培养基：蛋白胨水培养基，葡萄糖蛋白胨水培养基，枸橼酸盐斜面培养基，乙酸铅培养基。

（3）其他：甲基红指示剂，40%氢氧化钾溶液，5% α-萘酚，吲哚试剂等。

【方法】

将大肠埃希菌、产气杆菌分别接种于2支乙酸铅培养基（硫化氢试验）、2支蛋白胨水培养基（吲哚试验）、4支葡萄糖蛋白胨水培养基（甲基红试验和V-P试验）和2支枸橼酸盐斜面培养基中，置37℃培养48h。

【结果观察】

（1）硫化氢试验：培养48h后观察黑色硫化铅的产生。

（2）吲哚试验：于培养48h后的蛋白胨水培养基内沿试管壁徐徐加入3～4滴吲哚试剂，培养基表面产生红色环状物为阳性反应。

（3）甲基红试验：培养48h后，于2支葡萄糖蛋白胨水培养基内加入甲基红试剂2滴，培养基变为红色者为阳性，变为黄色者为阴性。注意甲基红试剂不要加得太多，以免出现假阳性反应。

（4）V-P试验：培养48h后，于2支葡萄糖蛋白胨水培养基内加入5～10滴40%氢氧化钾溶液，然后加入等量的5% α-萘酚溶液，用力振荡，再放入37℃温箱中保温15～30min，以加快反应速度。若培养物呈红色，为V-P反应阳性。

（5）枸橼酸盐试验：培养48h后观察枸橼酸盐斜面培养基上有无细菌生长和是否变色。蓝色为阳性，绿色为阴性。

（三）尿素分解试验

【原理】

某些细菌具有尿素分解酶，能分解尿素形成大量的氨使培养基呈碱性，使酚红指示剂呈现紫红色。

【材料】

（1）菌种：大肠埃希菌和变形杆菌斜面培养物。

（2）培养基：尿素培养基。

（3）其他：试管架，接种环等。

【方法】

（1）分别接种大肠埃希菌、变形杆菌于尿素培养基中。

（2）置37℃培养18～24h后观察结果。

【结果观察】

培养基由红色变为紫红色者为阳性反应。

【思考题】

（1）讨论生化试验在医学微生物检测上的意义。

（2）为什么大肠埃希菌甲基红反应是阳性，而产气杆菌为阴性？这个试验与 V-P 试验最初底物与最终产物有何异同？为什么会出现不同？

（3）说明在硫化氢试验中乙酸铅的作用，哪种化合物可以代替乙酸铅？

三、厌氧微生物的培养

厌氧细菌一般对游离氧（O_2）敏感，其生长受培养基的氧化还原电势（Eh）影响，只能在缺氧或氧化还原电势低的环境生长繁殖。故通常于培养基中加入还原剂，或用物理、化学方法去除环境中的游离氧，以降低氧化还原电势。

【目的】

学习几种厌氧培养方法。

【原理】

厌氧微生物在自然界分布广泛，种类繁多，作用也日益引起灭菌的重视。培养厌氧微生物的技术关键是要使该类微生物处于无氧或氧化还原电势低的环境中。

焦性没食子酸与碱性溶液作用后，形成碱性没食子酸盐，在此反应过程中能吸收氧气而造成厌氧环境；牛肉渣（庖肉培养基）内既含有不饱和脂肪酸（能吸收氧），又含有谷胱甘肽（能形成负氧化还原电位差）；厌氧罐是采用某种方法除去其中的氧，如将镁与氧化锌制成产氢气袋，放入罐中加水反应产生氢气，钯或铂是催化剂，在常温下催化氢气与氧气化合成水，则可除去密封的厌氧罐中的氧。其他还有需氧菌共生法、混合法、厌氧培养箱培养等方法。

（一）庖肉培养基培养法

【材料】

庖肉培养基，无菌毛细吸管，破伤风梭菌或产气荚膜梭菌。

【方法】

接种前先将覆盖于培养基表面的凡士林加热使其融化（在培养基液面覆盖一层无菌凡士林，除可隔绝空气中的游离氧继续进入培养基，形成良好的厌氧条件外，还可借凡士林的上移与否，提示该菌能否产气），斜持试管用无菌毛细吸管在菌种管底吸取少量破伤风梭菌或产气荚膜梭菌培养物，迅速接种至庖肉培养基底部，充分混合，再将凡士林加热使其融化，以覆盖于培养基表面。置37℃孵育2～4天后观察。

【结果观察】

观察庖肉培养基情况，取出培养物，分别涂片染色，显微镜下观察菌体特征。

（二）焦性没食子酸法

【材料】

破伤风梭菌，方形玻璃板，棉花，预熔化石蜡，焦性没食子酸，10% NaOH 溶液，血琼脂平板。

【方法】

将破伤风梭菌接种在血琼脂平板上，取方形玻璃板一块，中央置纱布或棉花一块，在其上放焦性没食子酸 0.2g 及 10% NaOH 溶液 0.5ml，迅速将接种破伤风梭菌的平皿盖在上面，快速用预熔化石蜡密封（图 2-7）。置 37℃孵育 24～48h 后观察。

【结果观察】

取出血琼脂平板，观察菌落特征及溶血情况。

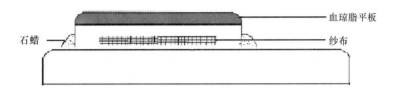

图 2-7 焦性没食子酸法

（三）厌氧缸法

【材料】

破伤风梭菌，厌氧缸，血琼脂平板等。

【方法】

将破伤风梭菌接种在血琼脂平板上，将接种了标本的培养基置于厌氧缸中，抽出缸中空气，充入氮气，反复 3 次，最后充入 $10\%H_2$、$10\%CO_2$、$80\%N_2$ 的混合气体，并用钯催化残余的 O_2 与 H_2 化合成水，将 O_2 去除干净。置 37℃孵育 24～48h 后观察。

【结果观察】

取出血琼脂平板，观察菌落特征。

（四）气袋法

【材料】

破伤风梭菌，厌氧袋，血琼脂平板等。

【方法】

将破伤风梭菌接种在血琼脂平板上，将接种好的平板装入厌氧袋中，袋口封住，袋内通过化学药品作用产生一定比例的 H_2 和 CO_2 充填袋内，用钯催化 O_2 与 H_2 化合成水，造成袋中缺氧环境。置 37℃孵育 24～48h 后观察。

【结果观察】

取出血琼脂平板，观察菌落特征。

【思考题】

（1）试比较以上厌氧培养法的优缺点，并分析其成功的关键。

（2）请设计一个从土壤中分离、纯化和培养厌氧菌的实验方案。

（五）破伤风梭菌和产气荚膜梭菌的培养特性观察

【材料】

破伤风梭菌、产气荚膜梭菌庖肉培养管，葡萄糖高层琼脂，紫牛乳培养基，庖肉培养基等。

【方法】

用无菌操作方法自菌种管中取菌分别接种于葡萄糖高层琼脂、紫牛乳培养基及庖肉培养基内，置 37℃培养 48～72h 后观察结果。

【结果观察】

（1）观察两种菌在庖肉培养基内生长的情况，注意培养基的混浊度，肉渣有无变化，有无气体产生。

（2）取紫牛乳培养基观察两种菌是否分解乳糖产酸产气而出现"汹涌发酵"现象。

（3）观察两种菌在葡萄糖高层琼脂内生长的情况，注意有无气体产生和断层现象。

第二节　真菌的培养

真菌（fungus）是一大类具有细胞壁和典型细胞核，不含叶绿素，不分根、茎、叶的真核细胞型微生物。真菌的形态有单细胞和多细胞两大类，单细胞真菌呈圆形或卵圆形，常见于酵母菌，类酵母菌以出芽方式繁殖；多细胞真菌大多长出菌丝与孢子，各种多细胞真菌的菌丝与孢子形态不同，菌落特征也不同，是鉴别真菌的重要标志。真菌对营养要求不高，常用沙氏葡萄糖琼脂培养；真菌在各种不同培养基中虽皆能生长，但菌落及菌体形态却有很大差别，为了统一标准，鉴定时以沙氏葡萄糖琼脂上生长的真菌形态为准，大多数病原性真菌生长缓慢，培养 1～4 周才出现典型菌落，故常加入抗生素，培养温度 22～28℃，某些深部真菌最适生长温度为 37℃，最适酸碱度为 pH4.0～6.0，在沙氏葡萄糖琼脂培养基上有 3 种菌落：酵母菌落、类酵母菌落、丝状菌落，丝状菌落的形态、结构和颜色常作为鉴定真菌的参考。

【目的】

学习真菌的培养技术及菌落形态观察。

【原理】

培养真菌的方法有大培养法及小培养法两种，大培养法主要用于患者标本的分离培养及真菌培养性状和菌落特性的观察；小培养法主要用于观察真菌发育过程及形态特点。

（一）大培养法（沙氏葡萄糖琼脂斜面培养）

【材料】

白假丝酵母菌斜面培养物，新生隐球菌斜面培养物，絮状表皮癣菌斜面培养物，沙氏葡萄糖琼脂斜面，接种针，酒精灯等。

【方法】

取沙氏葡萄糖琼脂斜面培养基，接种针取菌种少许，接种于浅层琼脂内，置25℃恒温箱培养，数日后可逐日观察真菌的生长情况。

【结果观察】

观察3种真菌菌落形态上的特征，区分是酵母菌落、类酵母菌落还是丝状菌落。

（二）小培养法（凹玻片培养法）

【材料】

絮状表皮癣菌，沙氏葡萄糖琼脂，盖玻片，凹玻片，石蜡，接种针，酒精灯等。

【方法】

取沙氏葡萄糖琼脂少许滴于盖玻片上，用小刀切去1/2琼脂，接种针取菌种少许，接种于留下的1/2沙氏葡萄糖琼脂边缘切面培养基上，将接种盖玻片反转置于凹玻片窝对准盖片中心，用熔化石蜡沿盖玻片四周滴注使与凹玻片完全密闭，以防干燥，然后放在装有数层湿纱布的大平皿内，置25℃恒温箱培养，从第二天起用高倍镜逐日观察真菌的发育状态。

【结果观察】

观察絮状表皮癣菌的小培养物，其菌落为灰白、红、橙或棕色，表面呈绒毛状、粉粒状或蜡样。显微镜下观察，可见细长棒状的薄壁大分生孢子、球拍状菌丝和许多厚膜孢子。

【思考题】

酵母菌的假菌丝是怎样形成的?与霉菌的菌丝有何区别?

第三节　病毒的分离培养

病毒的分离培养是诊断病毒感染的"金标准"，虽然并不是所有病毒性疾病的诊断都需作病毒分离，但若是①需对疾病进行病原学的鉴别诊断；②发现新的病毒或再发性病毒性疾病；③对治疗疾病有指导性意义；④监测病毒活疫苗效果；⑤病毒性疾病的流行病学调查；⑥进行病毒生物学性状等的研究，则需分离病毒。病毒的分离与鉴定对监测流行病的新动向、研究新疾病或新病毒及疫苗的研发都有重要作用。病毒无细胞结构，属非细胞型微生物，必须在活细胞内才能显示生命活性。病毒的分离培养法有动物接种、鸡胚接种和细胞培养。

1. 动物接种　是最早的病毒分离方法，目前用得不多。可根据病毒的亲嗜性选择敏感动物及其适宜的接种部位，观察动物的发病情况，进行血清学检测，测定半数感染量（ID_{50}）和半数致死量（LD_{50}）等。该方法简便，实验结果易观察，对某些尚无敏感的细胞进行培养的病毒，该方法仍在沿用。但动物对许多人类病毒不敏感，或感染后症状不明显，而且动物体内常带有潜在病毒，应防止将这些潜在病毒误作接种的病毒。故本文不作详细叙述。

2. 鸡胚接种　鸡胚对多种病毒敏感，通常选用孵化9～14天的鸡胚（embryonated egg），按病毒接种部位分为：①绒毛尿囊膜接种（allantochorion inoculation），用于培养天花病毒、痘苗病毒及人疱疹病毒等；②尿囊腔接种（allantoic cavity inoculation），用于培养流感病毒及腮腺炎病毒等；③羊膜腔接种（amniotic cavity inoculation），用于流感病毒的初次分离培养；④卵黄囊接种（yolk sac inoculation），用于某些嗜神经病毒的培养（表2-1）。因鸡胚对流感病毒最敏感，故目前除分离流感病毒还继续选用外，其他病毒的分离基本已被细胞培养所取代。

3. 细胞培养 是病毒分离鉴定中最常用的方法。根据细胞生长的方式其可分为单层细胞培养（monolayer cell culture）和悬浮细胞培养（suspended cell culture）。从细胞的来源、染色体特征及传代次数等可分为：①原代细胞（primary cell），来源于动物、鸡胚或引产人胚组织的细胞（如人胚肾细胞等），对多种病毒敏感性高，但来源困难。②二倍体细胞（diploid cell），指细胞在体外分裂50～100代后仍保持2倍染色体数目的单层细胞。但经多次传代也会出现细胞老化，以至停止分裂。常用的二倍体细胞株有来自人胚肺的WI-26株与WI-38株等，用于人类病毒的分离或病毒疫苗生产。③传代细胞系（continuous cell line），由肿瘤细胞或二倍体细胞突变而来，能在体外持续传代，对病毒的敏感性稳定，因而被广泛应用。但不能用来源于肿瘤的传代细胞生产疫苗。

表 2-1 常用鸡胚分离或鉴定的病毒

接种途径	胚龄/天	接种量/ml	病毒种类
卵黄囊	6～8	0.2～0.5	乙脑病毒、立克次体、衣原体
绒毛尿囊膜	9～12	0.1～0.5	痘类病毒、疱疹病毒
尿囊腔	9～12	0.1～0.2	流感病毒、腮腺炎病毒、新城鸡瘟病毒
羊膜腔	8～14	0.1～0.2	流感病毒、腮腺炎病毒
脑内	8～14	0.01～0.02	一些嗜神经病毒（不常用）
胚体	8～14	0.02	马脑炎病毒、黄热病毒（不常用）

一、鸡 胚 接 种

鸡胚接种是用来培养某些对鸡胚敏感的动物病毒的一种培养方法，此方法可用来进行多种病毒的分离、培养、毒力的滴定、中和试验及抗原和疫苗的制备等。鸡胚接种的优点：①它的组织分化程度低，可选择适当途径接种，病毒易复制，感染病毒的膜和液体含大量病毒；②是独立整体，有神经、血管的分布及脏器的构造；③来源充足，操作简单，通常是无菌的，对接种的病毒不产生抗体。鸡胚接种的缺点：①一般的病毒通常不使鸡胚产生特异性的感染指征；②卵黄中常含有抗家禽病原体的母体抗体；③某些细菌、衣原体和病毒能够从感染的母鸡传递到鸡胚；④通常鸡胚含有白血病毒；⑤在鸡食物中加入抗生素，母鸡吃后会传递给鸡胚，鸡胚就会产生对立克次体和衣原体感染的抵抗。

一般多用来亨鸡受精卵或SPF级（无特定病原体级实验动物）种蛋作鸡胚接种，鸡蛋要新鲜（产出15天内）。温度在38～39℃，相对湿度在45%～60%，保持气流畅通，孵育3日后每日作180°翻动2次；第4日检蛋，活胚可见清晰的血管和胚头，随后每日观察1次，随时淘汰死胚。鸡胚接种时要严格无菌操作，避免杂菌污染。

【目的】

在学习认识鸡胚的基础上掌握病毒的鸡胚接种法及可供接种的部位。

【材料】

6～12日龄鸡胚、病毒液、检卵灯、无菌1～2ml注射器、碘酒及酒精棉球等。

【方法】

（1）卵黄囊接种法（图2-8）

1）取6～8日龄鸡胚，在检卵箱上标出气室及胚位。

2）消毒气室端，用无菌镊子于气室顶端钻一小孔，再消毒小孔局部。

3）将针头从小孔处沿纵轴方向刺入，进针深度约5cm，病毒接种量为0.2～0.5ml。

4）退出注射器，用熔化石蜡封口，置36℃孵育，每日翻蛋2次。

5）取出培养24h以上濒死的鸡胚，气室向上，消毒蛋壳，无菌剪去气室蛋壳及表面膜组织，夹出卵黄蒂，挤出卵黄液，用生理盐水洗去卵黄液后，将卵黄囊置于平皿内低温保存。

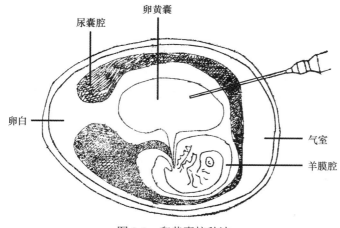

图2-8　卵黄囊接种法

（2）羊膜腔接种法（图2-9）

1）取9～11日龄鸡胚，于接种前1日直立于卵盘中培养，使胚位向上接近气室。在接种前先于检卵灯下标出气室和胚胎位置。

2）消毒气室端，于靠近胚位的气室边缘处锯开一道约5mm长的浅沟。

3）用无菌小镊子挑去卵壳和壳膜，再用无菌吸管吸取液体石蜡少许向其内滴入1滴，使膜透明。在强光下看清胚位后，将注射器从开窗处对着鸡胚眼睛直下，穿过绒毛尿囊膜、羊膜进入羊膜腔，注射0.1～0.2ml病毒液。

4）用胶布封口（胶布先经碘酊消毒），置36℃孵育3～4天后，取出置4℃冰箱6～12h。

5）收获时先用尖吸管吸尽尿囊液后，再用小镊子提起羊膜使呈伞形，将吸管尖穿破羊膜自羊膜腔吸取羊水，一般羊水可吸出1ml左右，置低温保存。

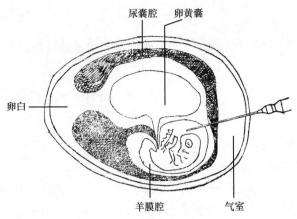

图 2-9　羊膜腔接种法

（3）尿囊腔接种法（图 2-10）

1）取 9～12 日龄鸡胚，在检蛋箱下画出气室，标记胚头。

2）以碘酒、75%乙醇溶液消毒上述标记处外壳，镊子经火焰消毒，在胚头对侧气室边缘轻戳一极小的孔。

3）用无菌注射器吸取流感病毒悬液 0.2ml，由小孔向鸡胚的方向（针头与外壳呈锐角）刺入 0.5～1.0cm 注入。

4）以无菌胶布密封小孔，置 36℃孵育（气室朝上）48～72h，取出置 4℃过夜。

5）次日取出鸡胚，剥去气室部位的卵壳及壳膜，用无菌毛细吸管吸取尿囊液于无菌小瓶，密封保存。

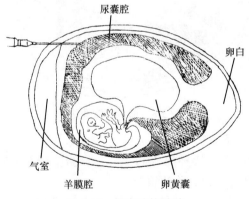

图 2-10　尿囊腔接种法

（4）绒毛尿囊膜接种法（图 2-11）

1）取 10～12 日龄鸡胚，标出气室并在胚旁无大血管处画"△"，消毒后沿三角形边锯开卵壳，不要碰破壳膜。

2）同时在鸡胚气室端钻一小孔，以橡皮头紧接气室小孔向外吸气，反复数次，可见绒毛尿囊膜凹下与壳膜分开，造成人工气室。

3）用滴管滴入 0.1～0.2ml 病毒液，使其散布在绒毛尿囊膜表面，用熔化石蜡封上人工气室口，置 36℃孵育。切勿翻动，以防气室移位。

4）收获鸡胚，先消毒气室窗，用镊子去除胶布并扩大卵窗，可见病变的绒毛尿囊膜，轻轻夹起绒毛尿囊膜，再用无菌小剪刀剪下绒毛尿囊膜，取出置于加有灭菌生理盐水的平皿中，进行痘斑等病变观察。或放低温保存，或取出供切片检查，或制造抗原，或继续传代。

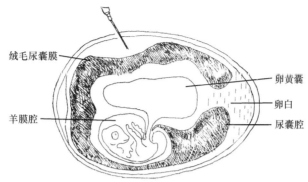

图 2-11　绒毛尿囊膜接种法

【思考题】

如怀疑甲型流感流行时应如何分离病原体？

二、细胞培养（传代细胞系培养）与病毒在传代细胞中的培养

细胞培养在病毒学方面的研究最为广泛，除用作病毒的病原分离外，还可研究病毒的繁殖过程、传染性及其对细胞的敏感性和引起的细胞病变。观察病毒增殖时细胞新陈代谢的改变，探讨抗体与抗病毒物质对病毒的作用方式与机制，以及研究病毒干扰现象的本质和变异的规律性，可用于病毒的分离鉴定，抗原的制备及疫苗、干扰素的生产，病毒性疾病诊断和流行病学调查等。近年来，可用于繁殖病毒载体以用于基因治疗。

（一）传代细胞培养

【材料】

293T 细胞株，腺病毒，细胞培养瓶，吸头，细胞培养液，细胞维持液，0.25%乙二胺四乙酸（EDTA）胰酶溶液及磷酸盐缓冲液等。

【方法】

（1）取长满单层的细胞一瓶，倾去培养液。

（2）加入 1ml 胰酶消化液，于 37℃培养箱放置几分钟，至细胞间出现空隙或细胞变圆后，倒去消化液。

（3）加入培养液，反复吹打几次，使细胞分散成单个细胞，然后分装于 3 个小细胞培养瓶中。再在每个小细胞培养瓶中补充足量培养液，然后置 37℃培养箱培养，培养 1～2 天即可长成单层。于倒置显微镜下可见细胞的轮廓清楚，折光率好，排列整齐且大小基本一致。此时的细胞可用于分离培养病毒。

（4）选长满单层的细胞，倒掉培养液。

（5）加入适量的腺病毒悬液。

（6）置温箱中感染（吸附）45~60min。

（7）取出培养瓶，倒掉培养液，补足维持液，置温箱中继续培养，直至 80%以上的细胞病变。

（8）收集病毒：将病变的细胞置−80℃冰箱中，冻结后取出自然解冻，在解冻过程中振摇几次，以使细胞完全从瓶壁上脱落。然后将病毒液收集于盐水瓶或其他容器中。低温贮藏备用。

（二）细胞冻存与复苏

【原理】

细胞冻存及复苏的基本原则是慢冻快融，这样可以最大限度地保存细胞活力。目前细胞冻存多采用二甲基亚砜（DMSO）作保护剂，这种物质能提高细胞膜对水的通透性，加上缓慢冷冻可使细胞内的水分渗出细胞外，减少细胞内冰晶的形成，从而减少由于冰晶形成造成的细胞损伤。复苏细胞应采用快速融化的方法，这样可以保证细胞外结晶在很短的时间内即融化，避免由于缓慢融化使水分渗入细胞内形成胞内再结晶对细胞造成损伤。

1. 细胞冻存

【方法】

（1）取待冻存的细胞，1000r/min，离心 5min，弃上清液。

（2）加入 1.0~1.5ml 冻存液（含 10%的 DMSO 和 90%的血清，也可按 DMSO、血清、培养液 1∶2∶7 配制），吹打混匀。

（3）移入冻存管（标记好细胞名称、冻存时间、冻存者），放入冻存盒，先放入−80℃冰箱过夜，再置于液氮罐中。

【注意事项】

细胞冻存在液氮中可以长期保存，但为妥善起见，冻存半年后，最好取出 1 支冻存细胞复苏培养，观察生长情况，然后再继续冻存。

2. 细胞复苏

【方法】

（1）从液氮容器中取出冻存管，直接浸入 37℃温水中，并不时摇动令其尽快融化。

（2）加入 PBS，洗去 DMSO，1000r/min，离心 5min。

（3）弃去上清液，加入含 10%血清的培养液，接种培养瓶，培养箱培养。

（4）次日换液（培养液由红色清亮透明变浅变黄需换液），继续培养。

【注意事项】

在细胞复苏操作时，应注意融化冻存细胞速度要快，可不时摇动安瓿或专用冷冻塑料管，使之尽快通过最易受损的温度段（−20～0℃）。这样复苏的冻存细胞存活率高，生长状况及形态良好。然而，由于冻存的细胞还受其他因素的影响，有时也会有部分细胞死亡。此时，将不贴壁、漂浮在培养液上（已死亡）的细胞轻轻倒掉，再补以适量的新培养液，也会获得较为满意的结果。

【思考题】

在什么情况下需做病毒的分离培养？病毒的分离培养方法有哪些，各有何优缺点？

（敖弟书）

第三章　环境因素对细菌的影响

微生物与其他生物一样，与外界环境有着密切的关系。环境适宜，微生物就能生长繁殖；条件改变，微生物的各种代谢会受到影响，甚至导致菌体内蛋白质变性、凝固，微生物生长停滞甚至死亡。在医学中常用人工方法制造对微生物极为不利的环境，来达到杀灭微生物的目的。

第一节　高压蒸汽灭菌器的使用

高压蒸汽灭菌器是医学中应用较广、效果较好的灭菌方法，可以用于多种耐高温、耐湿物品的灭菌，如临床的手术器械、穿刺包、敷料，实验室常用的培养基、玻璃器皿等均可以用此种方法进行灭菌。高压蒸汽灭菌器有立式、卧式、手提式等不同类型，实验室中以手提式和立式最为常用。

【目的】

了解高压蒸汽灭菌器的原理及操作方法。

【原理】

高压蒸汽灭菌器是通过加热使水沸腾产生蒸汽，而蒸汽的温度则随着压力的升高而升高，当灭菌器上的压力表指示蒸汽压力增加到 103.4kPa（$1.05kg/m^2$）时，温度可达到121.3℃，在此温度下作用 15～20min 可杀死除朊粒以外的所有微生物。

【构造】

以手提式高压蒸汽灭菌器为例，构造如图 3-1。

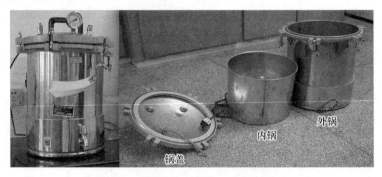

图 3-1　手提式高压蒸汽灭菌器的构造

【方法】

（1）向灭菌器的外锅内加入水，使水面与外锅壁上放置内锅的支架平齐即可。

（2）将需要灭菌的物品放进内锅。

（3）将锅盖上的排气软管插入内锅的排气槽内，对称拧紧螺栓。

（4）打开电源加热，当压力表的指针到 108℃时，打开排气阀，排出冷空气，待指针回到 0℃时关闭排气阀，等指针再次到 121℃时，调节计时器，灭菌开始。

（5）灭菌结束后，停止加热，待灭菌器内压力自行下降到 0℃时，才能开盖取物。

【注意事项】

（1）注意高压锅内物品不宜放置过多、过密，以免妨碍蒸汽流动影响灭菌的效果。

（2）冷空气一定要排尽，否则内部压力会低于压力表上所显示的压力，导致灭菌不彻底。

（3）灭菌结束，切勿立刻打开排气阀排气减压，以免灭菌器内液体因压力突然降低而喷出。

（4）使用前检查排气阀、安全阀及压力表的性能是否正常，以免发生危险。

【思考题】

采用 121.3℃灭菌 15～20min 的方法是否能够杀死所有微生物？

第二节　热力对细菌繁殖体和芽孢的作用

热力灭菌法是利用高温使菌体蛋白质变性或凝固、酶失去活性的一种杀菌方法。多数无芽孢细菌经 55～60℃作用 30～60min 后死亡。湿热 80℃经 5～10min 可杀死绝大部分细菌繁殖体和真菌。细菌芽孢对高温有很强的抵抗力，高压蒸汽灭菌法可杀死包括细菌芽孢在内的所有微生物。

【目的】

掌握煮沸法和高压蒸汽灭菌法对细菌繁殖体和芽孢的杀菌作用。

【原理】

煮沸法和高压蒸汽灭菌法都属于湿热灭菌法，其原理是利用高温使菌体内的蛋白质凝固变性，从而使细菌死亡。

【材料】

（1）菌种：大肠埃希菌和枯草杆菌斜面培养物各 1 支。

（2）培养基：液体培养基 6 支。

（3）100℃水浴锅、高压蒸汽灭菌器。

【方法】

（1）6 支液体培养基分成两组，3 支接种大肠埃希菌，3 支接种枯草杆菌，然后将其分成三组进行处理（图 3-2）。

1）第一组：取接种好的大肠埃希菌及枯草杆菌各 1 支作对照组。

2）第二组：取接种好的大肠埃希菌及枯草杆菌各 1 支，放 100℃水浴中煮 10min，到时间后取出，放入盛有冷水的容器中，使培养基降温。

3）第三组：取接种好的大肠埃希菌及枯草杆菌各 1 支，放高压蒸汽灭菌器内，121℃灭菌 20min。

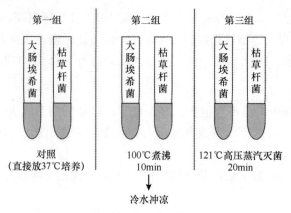

图 3-2　实验分组处理

（2）最后将第一、二、三组放于 37℃孵箱培养 18～24h 后观察结果。

【结果观察】

培养结果见表 3-1。

表 3-1　培养结果

分组	第一组	第二组	第三组
大肠埃希菌	均匀混浊生长	无细菌生长	无细菌生长
枯草杆菌	菌膜	菌膜	无细菌生长

【思考题】

如果大肠埃希菌的培养基中出现菌膜，应如何解释？

第三节　紫外线的杀菌作用

波长在 200～300nm 的紫外线具有杀菌能力，其中 265～266nm 的波长范围与 DNA 的吸收光谱范围一致，因此杀菌作用最强。虽然紫外线的杀菌作用较强，但是其穿透力较弱，普通玻璃、纸张、水蒸气等均可阻挡紫外线穿透，因此紫外线主要适用于空气和物体表面的消毒。

【目的】

熟悉紫外线杀菌机制和特点。

【原理】

紫外线照射后可使胸腺嘧啶形成二聚体，从而干扰细菌 DNA 的复制与转录。

【材料】

（1）菌种：金黄色葡萄球菌 18～24h 肉汤培养物。

（2）培养基：普通琼脂平板。

（3）紫外线灯、无菌棉拭子、酒精灯、记号笔。

【方法】

（1）用无菌棉拭子蘸取少许菌液（蘸湿即可，注意取出棉拭子时不要碰到管口，防止污染）。

（2）用棉拭子在平板表面均匀地涂一薄层。

（3）做好标记，将平板放在紫外线灯下，用平板盖盖住一半平板。

（4）开启紫外线灯照射 30min，取出放于 37℃孵箱培养 24h 后观察结果。

【结果观察】

被平板盖挡住紫外线一侧有细菌生长，直接照射一侧无细菌生长。

【思考题】

紫外线照射一侧出现少数散在的菌落或一层薄薄的菌苔，请解释为何会出现这些现象？

第四节　细菌对抗菌药物的敏感试验

一、纸片琼脂扩散法

该方法是琼脂扩散法中最常用的方法，可以进行多种药物或一种药物多个浓度对同一种细菌的抗菌试验，适用于新药的初步筛选试验及临床药物的敏感性试验。WHO 于 1981 年曾经推荐 Kirby-Bauer 法（K-B 法）作为标准化的药敏试验，K-B 法的基本原理和纸片琼脂扩散法一样，但是试验中使用的培养基、菌液浓度、纸片质量、纸片含药量及其他试验条件均应标准化；测量结果时需要用卡尺精确测量，然后根据抑菌圈直径的大小判断该菌对药物是耐药、中度敏感或敏感。

【目的】

通过试验验证临床常用抗生素的抑菌作用，掌握纸片琼脂扩散法的操作方法和意义。

【原理】

利用药物可以在琼脂中扩散，并在药物有效浓度范围内形成抑菌圈，通过测量抑菌圈的直径来评价药物抗菌作用的强弱。

【材料】

（1）菌种：金黄色葡萄球菌和大肠埃希菌 18～24h 的肉汤培养物。

（2）培养基：琼脂平板（常用直径 9cm 的 MH 琼脂平板）。

（3）药敏纸片：青霉素、链霉素、复方新诺明、环丙沙星纸片。

（4）其他：无菌棉拭子、镊子、记号笔。

【方法】

（1）在平板底用油笔划分成 4 个区，用无菌棉拭子分别蘸取金黄色葡萄球菌和大肠埃希菌肉汤培养物涂布于琼脂平板表面。

（2）待菌液干后，用灭菌的镊子夹取青霉素（青）、链霉素（链）、复方新诺明（复）、环丙沙星（环）纸片各一片，轻轻贴在培养基表面，用镊子轻压，使其与琼脂紧密贴附。

（3）做好标记，放于37℃孵箱内培养，18～24h后观察结果（图3-3）。

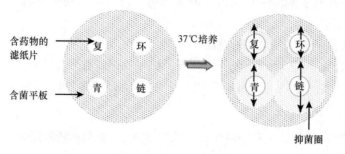

图3-3　药敏试验图解

【结果观察】

测量纸片周围抑菌环的直径，并比较4种抗菌药物的抑菌效果（图3-3）。

【注意事项】

（1）纸片一旦贴至琼脂上不可拿起再贴到其他位置。

（2）镊子烧灼灭菌后，一定要冷却后方能夹取纸片。

（3）待平板上的菌液干后再贴纸片。

（4）每张纸片间距不少于24mm，纸片中心距平皿边缘不少于15mm。

（5）平板在孵箱内最好单独摆放，不要超过两个叠在一起，否则中间平板因温度达不到会产生预扩散作用。

【思考题】

试解释4种药物的杀菌机制。

二、微量稀释法

【目的】

（1）熟悉微量稀释法的操作。

（2）熟悉药物最低抑菌浓度（minimal inhibitory concentration，MIC）的测定。

（3）掌握药物的倍比稀释法。

【材料】

（1）菌种：金黄色葡萄球菌和大肠埃希菌6～8h的肉汤培养物（0.5个麦氏单位按1：1000稀释）。

（2）培养基：1640培养液。

（3）药物：青霉素、链霉素（两种药的浓度为1280μg/ml）。

（4）其他：移液器、100～200μl无菌枪头、96孔板。

【方法】

（1）每种细菌设一孔空白对照，一孔菌液对照，实验组10孔，每孔加入100μl的1640培养液。

（2）向第一孔中加入 1280μg/ml 青霉素（或链霉素）100μl，做 1～10 孔连续倍比稀释，从第 10 孔中吸出 100μl 弃去，第 11 孔为菌液对照，第 12 孔为空白对照；药物终浓度 1～10 孔分别为：640μg/ml、320μg/ml、160μg/ml、80μg/ml、40μg/ml、20μg/ml、10μg/ml、5μg/ml、2.5μg/ml、1.25μg/ml（图 3-4）。

（3）将稀释好的菌液加入 1～11 孔中，每孔加入 100μl，第 12 孔加入 100μl 1640 培养液；37℃培养 18～24h 后观察结果。

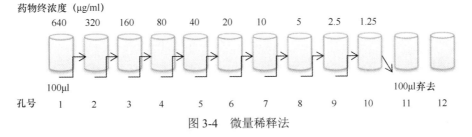

图 3-4　微量稀释法

【结果观察】

观察各孔内液体混浊情况，记录能抑制试验菌生长的最低药物浓度。

【注意事项】

（1）菌液：用生理盐水稀释至 0.5 个麦氏单位，约含 1.5×10^8 CFU/ml，再作 1∶1000 的稀释。

（2）尽快配好所需菌浓度，并在 15min 内加入配制好的菌液。

（3）整个过程注意无菌操作。

【思考题】

（1）为什么配好的菌液必须在 15min 内加入？

（2）如果所检测的药物颜色较深，不易观察混浊度时，该如何进行观察？

第五节　常用化学消毒剂的杀菌作用

【目的】

熟悉几种常用化学消毒剂的杀菌作用、常用浓度及作用机制。

【原理】

化学消毒剂的种类很多，不同消毒剂的作用机制有所不同。总的来说，消毒剂的杀菌机制有使菌体蛋白质变性或凝固、干扰细菌的酶系统和代谢、损伤细菌的细胞膜。

【材料】

（1）菌种：金黄色葡萄球菌和大肠埃希菌培养 18～24h 的肉汤培养物。

（2）培养基：普通琼脂平板。

（3）含有化学消毒剂的滤纸片：1%碘酒、0.1%新洁尔灭、2%红汞水溶液、0.1%高锰酸钾溶液。

（4）其他：无菌棉拭子、镊子、记号笔。

【方法】

（1）在平板底用油笔划分成 4 个区，用无菌棉拭子分别蘸取金黄色葡萄球菌和大肠埃希菌肉汤培养物涂布于琼脂平板表面。

（2）待菌液干后，用灭菌的镊子夹取 1%碘酒、0.1%新洁尔灭、2%红汞水溶液、0.1%高锰酸钾溶液纸片各一片，轻轻贴在培养基表面，用镊子轻压，使其与琼脂紧密贴附。

（3）做好标记，放于 37℃孵箱内培养 18～24h 后观察结果。

【结果观察】

测量纸片周围抑菌环的直径，并比较 4 种消毒剂的抑菌效果。

【思考题】

试解释常用消毒剂的杀菌机制。

第六节　细菌的变异

细菌在一定的环境条件下，其生物学性状相对稳定并能遗传给子代，以维持其性状的相对稳定，称为细菌的遗传性。由于环境因素的影响或细菌遗传物质的变化而导致子代细菌的生物学性状与其亲代不同的现象，称为细菌的变异性。遗传和变异是生物最基本的特征之一，了解细菌的各种变异现象在临床细菌性感染的诊断、治疗和预防中有重要的意义。

一、细菌的鞭毛变异

【目的】

了解细菌鞭毛变异的特点。

【原理】

变形杆菌在普通培养基表面生长可以形成特殊的迁徙生长现象，而在含有 0.1%的苯酚培养基中，其鞭毛形成受到抑制，不出现迁徙生长现象。

【材料】

（1）菌种：变形杆菌 18～24h 斜面培养物。

（2）培养基：普通琼脂平板、含 0.1%苯酚的琼脂平板。

【方法】

（1）将变形杆菌分别点种于普通琼脂平板和含 0.1%苯酚的琼脂平板。

（2）放于 37℃孵箱内培养，18～24h 后观察有无迁徙生长现象。

【结果观察】

在普通琼脂平板上，变形杆菌形成以点种点为中心的同心圆生长（即迁徙生长）；在含 0.1%苯酚的琼脂平板上，变形杆菌仅在点种点生长。

【思考题】

琼脂平板中琼脂的浓度对该实验是否有影响？

二、耐药性变异

【目的】

了解耐药性变异的特点。

【材料】

（1）菌种：对青霉素敏感和耐青霉素的金黄色葡萄球菌培养18～24h的斜面培养物。

（2）培养基：含青霉素（10U/ml）琼脂平板、普通琼脂平板。

（3）其他：接种环、记号笔等。

【方法】

（1）用记号笔在含青霉素（10U/ml）琼脂平板和普通琼脂平板底部划线分为两部分。

（2）一侧接种对青霉素敏感的金黄色葡萄球菌，另一侧接种耐青霉素的金黄色葡萄球菌。

（3）放于37℃孵箱内培养，18～24h后观察是否有细菌生长。

【结果观察】

在两种培养基中，耐青霉素的金黄色葡萄球菌均可以生长，对青霉素敏感的金黄色葡萄球菌在含青霉素的培养基中不生长。

【思考题】

试述细菌的耐药机制有哪些？

第七节　噬菌体的特性

噬菌体是感染细菌、真菌、放线菌等微生物的病毒，在自然界中分布广泛，其具有一定的形态结构和严格宿主菌特异性，在细菌学诊断上可以用来鉴定菌种、菌型；在流行病学方面，可以借助噬菌体进行传染源的追踪。

【目的】

熟悉噬菌体的特异性。

【材料】

（1）菌种：大肠埃希菌、伤寒沙门菌、志贺菌18～24h肉汤培养物。

（2）噬菌体：大肠埃希菌噬菌体。

（3）培养基：普通琼脂平板。

（4）接种环、酒精灯、记号笔等。

【方法】

（1）在平板底用记号笔做"十"字分区，再用记号笔在每个区域画一个直径为2cm的圆圈。

（2）用无菌接种环取大肠埃希菌、伤寒沙门菌和志贺菌菌液分别涂于圈内，做好标记（图3-5）。

（3）菌液干后，再用灭菌的接种环取大肠埃希菌噬菌体点种于涂布细菌的圆圈中。

（4）平板放于 37℃孵箱培养 6～8h，观察有无噬菌斑出现，并记录结果。

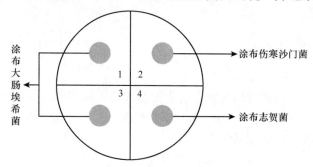

菌涂布完成，在2区、3区及4区已干的菌液上点种大肠埃希菌噬菌体

图 3-5　噬菌体的特异性的操作

【结果观察】

涂有大肠埃希菌菌液和大肠埃希菌噬菌体的圆圈内出现噬菌斑，涂有伤寒沙门菌和志贺菌菌液的圆圈内无噬菌斑（表 3-2，图 3-6）。

表 3-2　噬菌体的特异性结果

菌种	大肠埃希菌噬菌体	噬菌斑
大肠埃希菌	无	无
伤寒沙门菌	有	无
大肠埃希菌	有	有
志贺菌	有	无

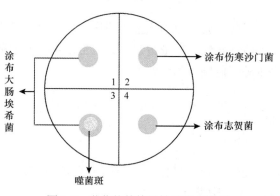

图 3-6　噬菌体的特异性结果示意图

【思考题】

为什么涂大肠埃希菌菌液的圆圈内出现噬菌斑，而涂有伤寒沙门菌和志贺菌菌液的圆圈内无噬菌斑？

（周艳萌）

第四章　微生物血清学诊断

第一节　细　菌　学

本节主要论述肥达试验（Widal test）。

【目的】

通过学习肥达试验原理、操作方法、结果观察，掌握其结果分析及临床意义。

【材料】

待检患者血清、伤寒沙门菌 O 菌液、伤寒沙门菌 H 菌液、PA 菌液、PB 菌液、生理盐水、试管、1ml 吸管等。

【原理】

用已知的伤寒沙门菌 O、H 抗原（O、H）和甲、乙型伤寒沙门菌 H 抗原（PA、PB）与患者血清做定量凝集试验，以测定患者血清中有无相应抗体，根据抗体含量及增长情况，可辅助诊断伤寒及副伤寒。

【方法】

（1）将试管 28 支分成 4 排，每排 7 支，于每排的第 1 支管上分别注明 O、H、PA、PB 标记，在各管内加入 0.5ml 生理盐水。

（2）于每排第一管各加入 0.5ml 的 1∶10 患者血清，混匀。从每排的第 1 管各吸出 0.5ml 分别加入各排的第 2 管，混匀。再于各排的第 2 管吸出 0.5ml 分别加入各排的第 3 管，依此类推至第 6 管，并从第 6 管弃去 0.5ml，此为血清倍比稀释，即每管均从原体积溶液中取出一半加入下一管进行稀释。各排第 7 管只加生理盐水 0.5ml，不加血清，作为抗原对照（表 4-1）。

（3）每排从第 7 管开始，由后向前每管分别加入 0.5ml 各自相应的菌液。菌液加好后，振荡试管架数次混匀液体，置于 56℃ 2h 后观察结果。

表 4-1　肥达反应操作程序

材料	试管号						
	1	2	3	4	5	6	7
生理盐水/ml	0.5	0.5	0.5	0.5	0.5	0.5	0.5
	+	+	+	+	+	+	
患者 1∶10 血清/ml	0.5	0.5	0.5	0.5	0.5	0.5	弃去 0.5
血清稀释倍数	1∶20	1∶40	1∶80	1∶160	1∶320	1∶640	（阴性对照）
菌液（O）/ml	0.5	0.5	0.5	0.5	0.5	0.5	0.5
菌液（H）/ml	0.5	0.5	0.5	0.5	0.5	0.5	0.5
菌液（PA）/ml	0.5	0.5	0.5	0.5	0.5	0.5	0.5
菌液（PB）/ml	0.5	0.5	0.5	0.5	0.5	0.5	0.5
最终血清稀释度	1∶40	1∶80	1∶160	1∶320	1∶640	1∶1280	

【结果观察】

（1）先勿摇动试管，避免凝集块分散。观察时先看对照管，后看实验管。

（2）H 凝集呈絮状，以疏松的大团铺于管底，轻摇试管即能荡起，而且极易散开；O 凝集呈颗粒状，以坚实凝片沉于管底，轻摇试管不易荡起，且不易散开。

（3）凝集程度以"+""++""+++""++++"表示，不凝集者以"-"表示（图 4-1）。

"-"：与对照管相同，液体呈均匀混浊，试管底无凝集，但有细菌沉淀的圆形小团。

"+"：小部分（25%）凝集，管底有少量凝块，需仔细观察，上层液体较混浊。

"++"：部分（50%）凝集，管底有部分凝块，凝块较小，上层液体微混浊。

"+++"：大部分（75%）凝集，凝集块未全部沉于管底，而是稍有铺开，上层液体澄清。

"++++"：完全（100%）凝集，管底为边缘不整齐的圆形凝块，上层液体清亮。

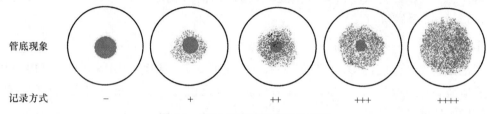

图 4-1　肥达反应结果观察及判定

【结果说明】

（1）以菌液出现"++"凝集的血清最高稀释度为该菌的血清凝集效价（如 1∶80、1∶160 的血清稀释度都出现"++"凝集，则以 1∶160 作为该菌的血清凝集效价）。

（2）患者血清同时与 O、H、PA 和 PB 菌都发生凝集时，应以效价最高者作为诊断标志，低滴度者为不同菌属之间的交叉反应。

（3）血清凝集效价必须高于当地正常人效价水平才有诊断意义，还应注意流行地区与非流行地区的诊断标准。

（4）7 天后应重复采血检查，若血清效价上升倍数≥4，可做出诊断。

（5）对于伤寒沙门菌感染患者，要结合病程及临床表现做出判断，O 与 H 抗体效价在诊断上的意义见表 4-2。

表 4-2　沙门菌感染者血清 O 与 H 抗体效价的诊断意义

O 效价	H 效价	诊断意义
升高	升高	感染可能性大
不高	不高	感染可能性小
不高	升高	预防接种或回忆反应
升高	不高	早期感染或交叉反应

【思考题】

肥达试验的结果是如何判断的？它对于诊断伤寒或副伤寒有什么作用？

第二节　病　毒　学

一、血　凝　试　验

【目的】

通过学习血凝试验的操作方法掌握其实验原理、结果判断及应用。

【材料】

流感病毒液、0.25%鸡红细胞悬液、生理盐水、1ml吸管、试管架、小试管等。

【原理】

有些病毒（如流感病毒等）表面有血凝素，在一定条件下能与鸡、豚鼠的红细胞表面的糖蛋白受体结合而发生凝集现象，称病毒的血凝试验。

【方法】

（1）取8支小试管置于试管架上，在各管内分别加入0.5ml生理盐水。

（2）在第1管中加入0.5ml的1∶5的病毒液，混匀。从第1管吸出0.5ml加入第2管，混匀。再从第2管吸出0.5ml加入第3管，依此类推至第7管，从第7管中吸出0.5ml弃去，第8管不加病毒液，仅有生理盐水0.5ml，作为对照。

（3）从第8管开始，由后向前每管分别加入0.25%鸡红细胞悬液0.5ml，混匀后室温放置60min后观察结果（表4-3）。

表4-3　血凝试验操作程序

材料	试管号							
	1	2	3	4	5	6	7	8
生理盐水/ml	0.5	0.5	0.5	0.5	0.5	0.5	0.5	0.5
1∶5病毒液/ml	0.5	0.5	0.5	0.5	0.5	0.5	0.5	弃去0.5
病毒稀释倍数	1∶10	1∶20	1∶40	1∶80	1∶160	1∶320	1∶640	对照
0.25%鸡红细胞悬液/ml	0.5	0.5	0.5	0.5	0.5	0.5	0.5	0.5

【结果观察】

轻轻拿起试管观察管底，根据凝集程度可分为"–"～"++++"。

"–"：红细胞于管底形成圆形小团，边缘光滑整齐。

"+"：小部分（25%）凝集，红细胞于管底形成小团，边缘不光滑，周围有少量凝块。

"++"：部分（50%）凝集，红细胞在管底形成环状，四周有小凝块。

"+++"：大部分（75%）凝集，红细胞均匀铺于管底，但边缘不整齐，有下垂倾向。

"++++"：完全（100%）凝集，凝集特别显著，红细胞均匀铺于管底，边缘呈折叠状。

血凝效价，以凝集"++"者的病毒最高稀释管作为血凝效价，即含1个血凝单位（10^6病毒颗粒）。

【思考题】

如何通过血凝效价推测病毒含量？

二、血凝抑制试验

【目的】

通过学习病毒血凝抑制试验的方法，熟悉血凝抑制试验对辅助诊断一些病毒性感染、确定病毒的型与亚型及流行病学调查的重要意义。

【材料】

流感病毒液、免疫血清、1%鸡红细胞悬液、生理盐水、1ml 吸管、试管架、小试管等。

【原理】

机体受某些病毒（如流感病毒）感染后血清中可出现特异性抗体，与相应病毒结合后可使病毒失去凝集红细胞的能力，从而抑制血凝现象的出现，此为血凝抑制现象。

【方法】

（1）根据血凝试验结果配制 4 个血凝单位（HAU）的病毒抗原，以血凝效价除以 4，即为含 4HAU 的抗原的稀释倍数。例如，如果血凝的终点滴度为 1：256，则 4HAU 抗原的稀释倍数应是 1：64（256 除以 4）。

（2）在微量反应板的第 1~11 孔中加入 25μl PBS，第 12 孔加入 50μl PBS。

（3）吸取 25μl 血清加入第 1 孔，充分混匀后吸 25μl 于第 2 孔，依次倍比稀释到第 10 孔，从第 10 孔吸取 25μl 弃去。

（4）1~11 孔中均加入含 4HAU 混匀的病毒抗原液 25μl，室温静置 30min。

（5）每孔加入 25μl 的 1%鸡红细胞悬液，混匀，室温静置 40min，对照红细胞将于孔底呈现纽扣状。

【结果观察】

以完全抑制 4 个 HAU 抗原的血清最高稀释倍数作为血凝抑制滴度。

【思考题】

什么情况下需要做血凝抑制试验？其意义何在？

三、乙肝抗原抗体 ELISA 检测法

【目的】

通过定性检测人血清/血浆样本中的乙型肝炎病毒（HBV）标志物，包括 HBV 表面抗原（HBsAg）、表面抗体（HBsAb）、e 抗原（HBeAg）、e 抗体（HBeAb）和核心抗体（HBcAb），掌握这些标志物在临床检查中的重要意义。

【材料】

HBsAg、HBsAb、HBeAg、HBeAb 和 HBcAb 检测试剂盒（ELISA 法），微量移液器、吸头等。

【原理】

采用酶联免疫吸附试验（ELISA）的原理进行检测，即将已知的抗原或抗体吸附在固相载体表面，使酶标记的抗原抗体反应在固相表面进行，用以检测相应的抗体或抗原。

【方法】

（1）配洗涤液：将浓缩洗涤液用蒸馏水或去离子水作 1∶25 稀释。

（2）取出包被板，加入待测样品 50μl/孔，同时设阴、阳性对照及空白对照各 2 孔（阴、阳性对照孔分别加入相应对照血清 50μl，空白对照加入 100μl 洗涤液），混匀。覆封板胶后，置 37℃温育 60min。

（3）不洗板，直接每孔内加入 50μl 酶结合物（空白对照孔不加），混匀，覆封板胶后，置 37℃避光温育 30min。

（4）洗板，用洗涤液洗板 5 次，每次静置 1min，扣干。

（5）每孔加入底物 A、B 液各 50μl，37℃避光显色 30min 后加入终止液 50μl/孔。

（6）测定：用酶标仪 450nm（单波长）或 450nm/630nm（双波长）以空白孔校零，测取各孔吸光度（A）。

【结果观察】

（1）参考值（参考范围）：①试剂盒阴性对照 A 应≤0.1；②试剂盒阳性对照 A 应≥0.8；③临界值（Cut-off 值）计算：Cut-off 值=2.1×N（阴性对照均值），N<0.05 时，按 0.05 计算。

（2）检测结果的解释：样本 A<临界值（Cut-off 值）判为阴性；样本 A≥临界值（Cut-off 值）判为阳性。

【思考题】

阐述对乙肝抗原抗体 ELISA 检测法结果的分析及应用。

（王　欢）

第五章 PCR 技术在微生物检测中的应用

聚合酶链反应（polymerase chain reaction，PCR）技术是在试管中模拟体内 DNA 的复制过程，能够使人们快速地获得大量拷贝的特异核酸片段。由于核酸是生物体内储存和传递遗传信息的载体，因此 PCR 技术已成为生命科学研究中必不可少的研究手段。目前已发展出许多以 PCR 为基础的技术如反转录 PCR、荧光定量 PCR 等，在微生物检测尤其是病毒检测中具有重要价值。PCR 技术能够检测出极微量的微生物基因，为传染病诊断提供最直接和可靠的依据。下面以腺病毒 DNA 检测为例介绍 PCR 技术在微生物检测中的运用。

【目的】

熟悉 PCR 技术的原理和方法，了解 PCR 技术在微生物检测中的应用。

【材料】

（1）腺病毒 DNA 样本。

（2）上游引物：5′-TTCCCCATGGCICAYAACAC-3′；下游引物：5′-CCCTGGTAKCCRATRTTGTA-3′。

（3）2×PCR 预混液、超纯水、病毒基因组提取试剂盒、PCR 管、PCR 仪等。

【原理】

PCR 技术利用人工合成引物扩增 DNA 序列中某一片段，进而进行后续研究或疾病诊断。PCR 技术的原理与细胞内 DNA 复制过程相似，通过重复进行 DNA 复制，得到大量 DNA 片段。复制过程包括变性、退火和延伸 3 个步骤，上述 3 个步骤为 PCR 的一个循环。所得的产物即为下一个循环的模板，实现反应产物指数级增长，获得大量目的基因或 DNA 片段。PCR 反应体系包括模板、引物、dNTP、*Taq* DNA 聚合酶和缓冲液等。

【方法】

（1）腺病毒 DNA 提取：采集腺病毒感染患者或疑似患者静脉血 2ml，4℃冷藏 2h 后，收集血清。采用病毒基因组提取试验盒提取腺病毒 DNA。

（2）依次在 PCR 管中加入 2×PCR 预混液 25μl、超纯水 19μl、上游引物（100pmol/μl）2μl、下游引物（100pmol/μl）2μl、腺病毒 DNA 样本 2μl，混匀后，瞬时离心后上机。

（3）PCR 扩增程序见表 5-1。

表 5-1 PCR 扩增程序

预变性	94℃	5min
循环（30 次）	94℃	1min
	54℃	45s
	72℃	2min
末端延伸	72℃	5min

（4）琼脂糖电泳鉴定 DNA 扩增片段：取 5μl PCR 扩增产物，采用 2%琼脂糖凝胶、Goldview 染料，上电泳仪（1.5h，120V）进行凝胶电泳，然后用凝胶成像系统观察片段大小。

【结果观察】

凝胶成像系统可见，PCR 扩增产物片段大小约 480bp。

【思考题】

（1）除了凝胶电泳法，还有哪些方法可以进行 PCR 扩增产物分析？

（2）试述目前 PCR 技术在临床感染性疾病中的应用。

（王　玉）

第二篇 综合实验

第六章 常见的病原性球菌的分离与鉴定

球菌是细菌中的一大类，其中对人有致病性的球菌包括葡萄球菌属、链球菌属、肠球菌属和奈瑟菌属四个属的一些细菌。根据革兰氏染色性的不同，球菌分成革兰氏阳性和革兰氏阴性两类。革兰氏阳性球菌有葡萄球菌、链球菌、肺炎链球菌和肠球菌；革兰氏阴性球菌有脑膜炎奈瑟菌、淋病奈瑟菌等。通常把引起化脓性炎症的球菌称为化脓性球菌。

【检测程序】

各菌的检测程序如图 6-1～图 6-6。

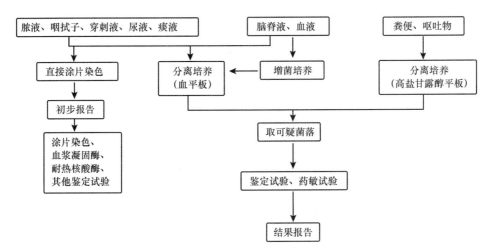

图 6-1　葡萄球菌的检测程序

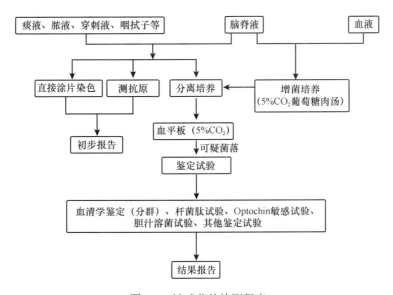

图 6-2　链球菌的检测程序

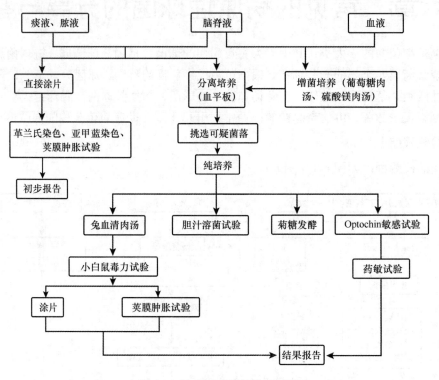

图 6-3 肺炎链球菌的检测程序

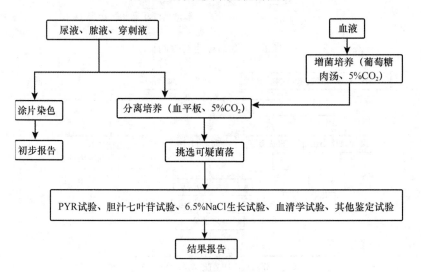

图 6-4 肠球菌的检测程序

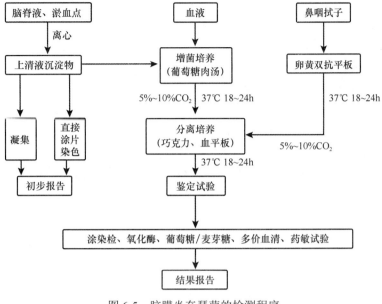

图 6-5　脑膜炎奈瑟菌的检测程序

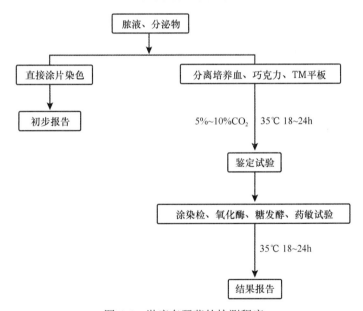

图 6-6　淋病奈瑟菌的检测程序

【思考题】

分析以下病例。

病例介绍：王某，男性，62 岁。咳嗽、咳痰 10 天，伴胸痛、发热 2 天就诊。自诉 10 天前受凉后，出现打喷嚏、鼻塞、咳嗽、咳痰等症状，服用双黄连口服液及维 C 银翘片。自觉症状无改善。2 天前患者开始发热，体温最高达 39.5℃，服用退热药后症状无明显改善，继而患者出现胸痛、胸闷。

查体：体温 39℃，呼吸 22 次/分，脉搏 120 次/分，血压 110/70mmHg。咽部有充血，胸部叩诊为浊音；呼吸音减弱，肺底部有湿啰音。X 线片：右侧肋膈角区见外高内低弧形阴影，双肺未见异常阴影。B 超可探及液性暗区。B 超定位后行胸腔穿刺：可见胸腔积液呈黄色，混浊。

初步诊断：胸膜炎。

为指导临床治疗，需查明该患者病因。

问题：

（1）该疾病可能由哪些病原微生物引起？

（2）如何进行鉴别诊断？

（3）请同学以小组为单位，就我们现在所学知识，采集患者胸腔积液标本设计微生物学检测的实验方案。

（敖弟书）

第七章 肠道感染常见致病菌的检测

【检测程序】

肠道感染常见致病菌的检测程序见图 7-1。

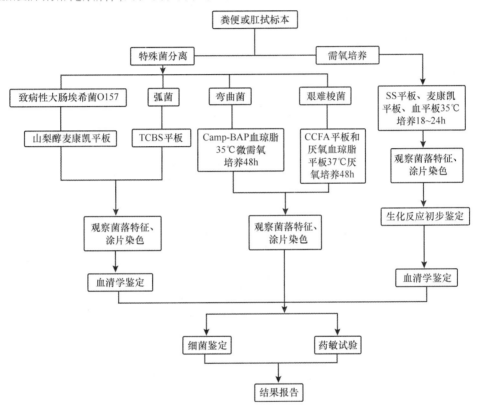

图 7-1 肠道感染常见致病菌的检测程序

【思考题】

病例分析：3 岁男孩因食水果沙拉，2 天后出现严重腹痛，腹泻次数不断增加，且有多次便血，伴发热、呕吐，到医院就诊，检查有溶血性贫血及血小板减少等溶血性尿毒综合征。针对该病例如何进行微生物检查？请写出检测程序及其依据。

（周艳萌）

第八章 流感病毒的检测

根据流感病毒的特性，首先应正确采集标本，然后选择合适而敏感的分离培养方法进行培养，最后主要通过血清学的方法进行鉴定。

【检测程序】

流感病毒的检测程序见图 8-1。

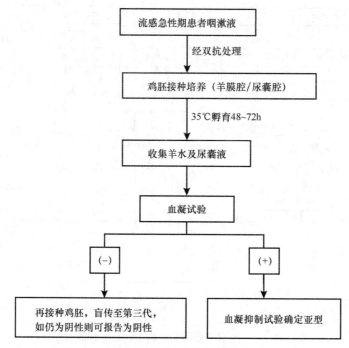

图 8-1　流感病毒的检测程序

（1）标本采集

1）在疑似流感患者的急性期（发病后的 1～3 天发热时）于清晨收集其咽漱液：先请患者咳嗽数次，再给予无菌 Hanks 液 15ml 口含，反复含漱咽部约 1min 后吐出，收集于试管中，4℃保存并立即送检，如实验室 4h 内不能完成接种工作则应将标本置于低温冰箱中保存。小儿患者则用棉拭子采集咽部黏液及鼻腔黏液浸入 Hanks 液或病毒保存液中。

2）咽漱液一般不需离心去渣，可先充分振荡，然后静置待粗块下沉，用无菌吸管吸取 1.8ml，再加入 0.2ml 双抗生素液混匀即为接种液。

（2）鸡胚尿囊腔接种及尿液收获：初次分离应接种羊膜腔或同时接种羊膜腔与尿囊腔。接种量为 0.2ml，接种后鸡胚置 35℃孵箱中孵育 48～72h。收获尿液前将鸡胚置 4℃冰箱 6h 或过夜，无菌收集尿囊液。

（3）血凝试验（见前）。

（4）血凝抑制试验（见前）。

【实验结果】

血凝试验结果，可反映尿液中含病毒量的多少。如果分离的病毒与已知的流感病毒免疫血清结合后发生血凝抑制现象，则可以确定该病毒为流感病毒。如果用已知抗原与临床可疑患者急性期和恢复期血清进行血凝抑制试验，当恢复期血清与急性期血清相比抗体效价升高了4倍以上，即可确诊。

（王　欢）

实 验 报 告

_____实验报告

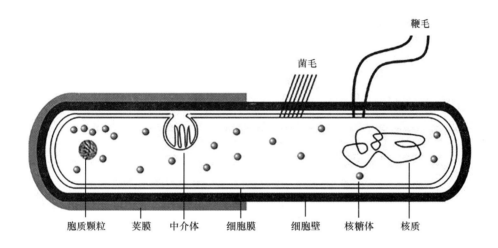

鞭毛

菌毛

胞质颗粒　荚膜　中介体　细胞膜　　细胞壁　核糖体　核质

姓名：_____ 班级：_____ 专　业：_____

年级：_____ 学号：_____ 实验室：_____

教师：_____ 显微镜编号：_____

座位号：_____

第一次实验

上课时间：＿＿年＿月＿日 　　　　　第＿周 　　　　　星期＿

一、实 验 内 容

1. 介绍实验室规则

2. 检查细菌动力（1 份/人）

3. 细菌涂片制备及革兰氏染色法（1 份/人）

4. 细菌特殊结构（示教）

5. 显微镜的使用及维护（讲解示教）

6. 微生物实验的基本操作技术（录像）

二、结 果 观 察

1. 描述镜下细菌运动形式

_____

_____

_____

2. 细菌涂片标本制备及革兰氏染色

（1）简述细菌涂片标本制备及革兰氏染色步骤

_____

_____

_____

（2）画图说明革兰氏染色结果

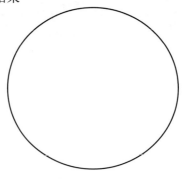

菌种：

放大倍数：10×

3. 画图说明细菌特殊结构（请用箭头标注特殊结构）

芽孢　　　　　　　　　　　　　鞭毛

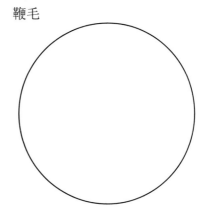

菌种：　　　　　　　　　　　　菌种：

放大倍数：　　　　　　　　　　放大倍数：

荚膜

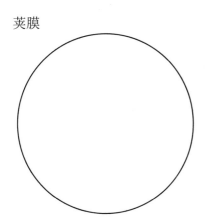

菌种：

放大倍数：

4. 结核痰标本抗酸染色试验结果（护理专业）

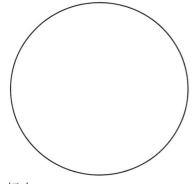

标本：

放大倍数：10×

备注：实验步骤：

_____

_____

_____

_____

_____

三、讨　　论

第二次实验

上课时间：____年__月__日　　　　　　　第__周　　　　　　星期__

一、实 验 内 容

1. 人体、物品中细菌检查（1 份/组）

2. 飞沫、空气中细菌检查（1 份/桌）

3. 细菌培养接种法（1 套/组）

4. 细菌代谢产物观察（讲解示教）

5. 细菌培养法（录像）

二、结 果 观 察

1. 人体、物品、飞沫、空气中细菌检查

细菌来源	菌落特点							
	形状	颜色	大小	透明度	湿润或干燥	边缘整齐与否	表面光滑或粗糙	溶血
人体								
物品								
飞沫								
空气								

2. 细菌培养接种法

培养基的名称	菌种名称	生长现象
液体培养基		
半固体培养基		
固体培养基		
斜面培养基		
琼脂平板		

三、讨 　 论

_____

_____

_____

_____

_____

第三次实验

上课时间：＿＿年＿月＿日　　　　　　第＿周　　　　　　星期＿

一、实验内容

1. 热力对繁殖体、芽孢的影响作用（1 套/组）

2. 紫外线杀菌作用（1 套/组）

3. 细菌对抗菌药物的敏感性试验（1 份/组）

4. 耐药性变异（示教）

5. 鞭毛变异（示教）

6. 高压蒸汽灭菌器的使用（讲解示教）

7. 全自动微生物分析仪的使用（讲解示教）

8. 细菌分离鉴定（录像）

二、结果观察

1. 热力对繁殖体、芽孢的影响作用

组别	菌种	
	芽孢菌	非芽孢菌
对照组（37℃）		
煮沸组（100℃）		
高压组（121.3℃）		

2. 紫外线的杀菌作用结果描述

＿＿＿＿＿＿＿＿＿＿＿＿＿＿＿＿＿＿＿＿＿＿＿＿＿＿＿＿＿＿＿＿

＿＿＿＿＿＿＿＿＿＿＿＿＿＿＿＿＿＿＿＿＿＿＿＿＿＿＿＿＿＿＿＿

＿＿＿＿＿＿＿＿＿＿＿＿＿＿＿＿＿＿＿＿＿＿＿＿＿＿＿＿＿＿＿＿

＿＿＿＿＿＿＿＿＿＿＿＿＿＿＿＿＿＿＿＿＿＿＿＿＿＿＿＿＿＿＿＿

3. 细菌对抗菌药物的敏感性试验

抑菌环直径单位：mm

菌名	抗菌药物			
	青霉素	链霉素	环丙沙星	磺胺嘧啶
金黄色葡萄球菌				
大肠埃希菌				

附：内毒素的致热作用（1 份/室）（药学专业）

体温	实验组	对照组	空白组
初始体温			
30min 后体温			
60min 后体温			

三、讨　　论

第四次实验

上课时间：___年__月__日   第__周   星期__

一、实 验 内 容

1. 肥达反应（1套/组）

2. 结核痰标本抗酸染色（1份/人）

3. 厌氧培养（操作示教）

4. 观察破伤风梭菌形态及培养物（讲解示教）

5. 观察产气荚膜杆菌形态及培养物（讲解示教）

二、结 果 观 察

1. 肥达反应试验结果

抗原	管号							
	1	2	3	4	5	6	7	8
血清稀释度								对照
伤寒 O								
伤寒 H								
甲副 H								
乙副 H								

凝集效价：_____

2. 结核痰标本抗酸染色试验结果

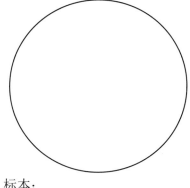

备注：实验步骤：

_____

_____

_____

_____

_____

标本：

放大倍数：10×

三、讨　　论

第五次实验

上课时间：＿＿年＿月＿日 　　　　第＿周 　　　　星期＿

一、实 验 内 容

1. 真菌检查法（1 份/人）
2. 检查牙垢中螺旋体（1 份/人）
3. 真菌形态、培养特性观察（示教）
4. 观察梅毒螺旋体形态（示教）
5. 性病防治（录像）

> **药学专业第五次实验**
> 一、实 验 内 容
> 1. 真菌检查法（1 份/人）
> 2. 真菌形态、培养特性观察(示教)
> 3. 噬菌体特异性测定（1 份/组）
> 4. 微量稀释法测定药物最低抑菌浓度
> 5. 性病防治(录像)

二、结 果 观 察

1. 真菌检查法

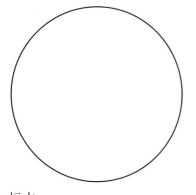

标本：
放大倍数：10×

2. 检查牙垢中螺旋体

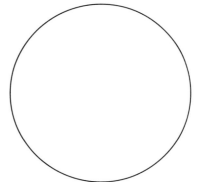

标本：
放大倍数：10×

3. 噬菌体特异性测定（药学专业）

菌种	大肠埃希菌 1 区	痢疾杆菌 2 区	伤寒杆菌 3 区	大肠埃希菌 4 区（对照）
噬斑（有/无）				

4. 微量稀释法测定药物的最低抑菌浓度（药学专业）

菌名	抗菌药物			
	青霉素	链霉素	环丙沙星	磺胺嘧啶
金黄色葡萄球菌				
大肠埃希菌				

三、讨　论